Top im Gesundheitsjob

TOP im Gesundheitsjob – Einfach zum Mitnehmen!
Die Pocketreihe für Berufe im Gesundheitswesen mit Themen für
Ihre Karriere und die persönliche Weiterentwicklung.

Top im Gesundheitsjob bietet Ihnen zum schnellen Nachlesen und
Anwenden:

- Wissen rund um Themen für eine bessere Ausgangsposition in
  Gesundheitsberufen
- Autoren aus den Gesundheitsberufen
- Konzentration auf die wesentlichen, für die Umsetzbarkeit
  wichtigen Inhalte
- Eine kurzweilige und informative Wissensvermittlung
- Selbsttests, Übungen und Trainingsprogramme

Julia Weißgerber · Uwe Hecker

Notfallkommando – Kommunikation im Notfall

2. Auflage

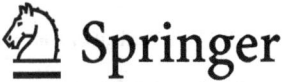 Springer

Julia Weißgerber
Wiesloch, Deutschland

Uwe Hecker
Satteldorf, Deutschland

ISSN 2625-9400   ISSN 2625-9419   (electronic)
Top im Gesundheitsjob
ISBN 978-3-662-69091-8   ISBN 978-3-662-69092-5   (eBook)
https://doi.org/10.1007/978-3-662-69092-5

Die Deutsche Nationalbibliothek verzeichnet diese Publikation in der Deutschen Nationalbibliografie; detaillierte bibliografische Daten sind im Internet über https://portal.dnb.de abrufbar.

Planung/Lektorat: Sarah Busch
Springer ist ein Imprint der eingetragenen Gesellschaft Springer-Verlag GmbH, DE und ist ein Teil von Springer Nature.
Die Anschrift der Gesellschaft ist: Heidelberger Platz 3, 14197 Berlin, Germany

Wenn Sie dieses Produkt entsorgen, geben Sie das Papier bitte zum Recycling.

Vorwort

Die Kommunikation zwischen den verschiedenen Berufsgruppen in den Krankenhäusern hat in den letzten Jahren einige grundsätzliche Veränderungen erfahren. Wurden früher Ärzte klassisch »gesiezt«, so ist man heute schneller denn je per Du. Der »Piepser« in der Klinik hat ebenfalls längst ausgedient und wurde durch Mobiltelefone ersetzt. So ist jeder für jeden, nahezu jederzeit erreichbar. Daraus folgen für alle Beteiligten eine Mehrbelastung und verschiedenste Möglichkeiten zu kommunizieren. Die Informationsweitergabe erfolgt häufig via EDV und elektronischer Patientendokumentationssysteme. Müssen wir noch miteinander reden?

Hinzu kommt in Zeiten fehlenden Personals eine zunehmende Fluktuation in den einzelnen Stationsteams, die es kaum noch ermöglicht, die einzelnen Mitarbeitenden mit ihrer genauen Qualifikation zu kennen. Dies wirft einige typische Fragen auf. Welcher Arzt beherrscht welche Maßnahmen? Welche Pflegeperson hat welche Qualifikation? Wer hat welche Zusatzqualifikation und kann welche Aufgaben übernehmen? Wie sieht es mit der Berufserfahrung der einzelnen Mitarbeitenden aus? Und: Wie schaffen wir es trotz aller Unterschiedlichkeit für unseren Patienten zu einem Team zu werden und ihn durch gute Interaktion und Kommunikation bei seinem Heilungsverlauf zu unterstützen?

Die Kommunikation in der Notfallsituation spielt eine nicht zu unterschätzende Rolle, wenn es um die Sicherheit für das Behandlungsteam und den Patienten geht. Dieses Buch entstand aus dem Wunsch heraus gesammelte Informationen zum Thema Notfallmanagement und dessen Kommunikation an der Hand zu haben und aus einem breiten Wissensschatz heraus agieren zu können. Oftmals wird die richtige Kommunikation in Notfallsituationen im Pflegebereich nicht, oder nur in kleinem Umfang, gelehrt und in der Praxis fast nicht reflektiert. Mit diesem Buch finden Sie Möglichkeiten Ihre Kommunikationskenntnisse aufzufrischen und sich den Herausforderungen im Bereich der Kommunikation und Notfallsituation auf Station bewusst zu werden. Letztendlich benötigt man nicht nur Wissen um die Problematik, sondern auch Hilfestellungen, um die kommenden Notfallsituationen mit Bravour meistern zu können. Daher haben wir Ihnen einige Hilfsmittel und Konzepte für den Notfall übersichtlich und doch detailliert zusammengestellt. Die hohe Performance, die ein Team in kommunikativer aber auch technischer Sicht bei einer Notfallsituation leisten muss ist – wenn sie gelingt – eine Meisterleistung und bereitet viel Freude in der Zusammenarbeit und der Medizin.

Unser besonderer Dank gilt dem Springer Verlag und hier insbesondere Frau Sarah Busch, die uns bei der Umsetzung des Werks tatkräftig zur Seite stand. Ebenso möchten wir uns bei Frau Sirka Nitschmann recht herzlich bedanken, für ihre Offenheit und tatkräftige Unterstützung, die wir bei der Realisierung dieses Buches jederzeit erfahren durften, sowie bei Frau Claudia Styrsky für das Anfertigen der Cartoons.

Wiesloch/Satteldorf   Julia Weißgerber
im Januar 2024   Uwe Hecker

Inhaltsverzeichnis

Über die Autoren

Julia Weißgerber arbeitet als Pflegepädagagogin (B.A.) an einer Pflegefachschule und befindet sich im Masterstudium zur Erwachsenbildnerin in Karlsruhe (Anmerkung für die Redaktion: Bitte vor letzter Freigabe Kontakt aufnehmen, da Abschluss im Herbst 2024 geplant). Nach ihrer Grundausbildung als Gesundheits-und Krankenpflegerin, begann sie ihre Berufstätigkeit als Pflegefachperson am Universitätsklinikum Heidelberg und erwarb dort die Weiterbildungen IMC-Fachpflegerin und Gesundheits- und Krankenpflegerin für Anästhesie und Intensivmedizin in den Jahren 2010 und 2012–2014. Durch ihren Erfolg ihrer Abschlussarbeit im Rahmen der Intensivfachweiterbildung mit dem Thema »Kommunikation in Notfallsituationen« erhielt sie den Hanse- Pflegepreis 2014. Im Verlauf ihrer Berufstätigkeit als Pflegepädagogin durchlief sie die Weiterqualifikation als CRM-Trainerin bei InPass.

Uwe Hecker ist Gesundheits- und Krankenpfleger für Intensivpflege und Anästhesie. Seine Weiterbildung hierzu absolvierte der inzwischen 50-Jährige von 2004–2006 am Universitätsklinikum Heidelberg. Die Ausbildung zum Rettungsassistenten erwarb er am damaligen Heilbronner Fachinstitut für notfallmedizinische Aus- und Fortbildung. Darüber hinaus engagierte er sich viele Jahre im Rettungsdienst des DRK Kreisverband Rhein-Neckar/Heidelberg e. V. Neben seiner eigentlichen Tätigkeit ist er als Praxisanleiter und Lehrrettungsassistent tätig. Zudem unterrichtete er in den DIVI-Kursen Intensivtransport an der Rettungsdienstschule der Johanniter Unfallhilfe Ludwigshafen. Außerdem ist er Autor diverser Fachzeitschriften und Bücher. Aktuell ist er am Klinikum Crailsheim beschäftigt.

Abkürzungsverzeichnis

ACRM	Anesthesia Crisis Ressource Management
AED	Automatischer externer Defibrillator
ALS	Advanced Life Support
ATA	Anästhesietechnischer Assistent/-in
BDA	Berufsverband Deutscher Anästhesisten
BGA	Blutgasanalyse
BGB	Bürgerliches Gesetzbuch
BGH	Bundesgerichtshof
BLS	Basic Life Support
BRD	Bundesrepublik Deutschland
CPAP	Continuous Positive Airway Pressure
CPR	Cardiopulmonary Resuscitation (kardiopulmonale Reanimation)
CRM	Crisis Ressource Management
DBRD	Deutscher Berufsverband Rettungsdienst ev.
DIVI	Deutsche Interdisziplinäre Vereinigung für Intensivund Notfallmedizin
DSGOV	Datenschutzgrundverordnung
EE	Einsatzeinheit
EK	Erythrozytenkonzentrat
EKG	Elektrokardiogramm
ERC	European Resuscitation Council
EU	Europäische Union
EWR	Europäischer Wirtschaftsraum
FFP	Fresh Frozen Plasma
FME	Funkmeldeempfänger

GG	Grundgesetz
GFK	Gewaltfreie Kommunikation
GRC	German Resuscitation Council
HLW	Herz-Lungen-Wiederbelebung
i. d. R.	In der Regel
ILCOR	International Liaison Committee on Resuscitation
i.v.	intravenös
KTW	Krankentransportwagen
LNA	Leitender Notarzt
MANE	Massenanfall von Erkrankten
MAP	Mean Arterial Pressure (mittlerer arterieller Druck)
MANV	Massenanfall von Verletzten
NASA	National Aeronautics and Space Administration
NAW	Notarztwagen
NEF	Notarzteinsatzfahrzeug
NIV	Non Invasive Ventilation (nichtinvasive Beatmung)
NotSanG	Notfallsanitätergesetz
OA	Oberarzt
OHCA	Out-of-hospital Cardiac Arrest
OP	Operationssaal
OrgL	Organisatorischer Leiter
OTA	Operationstechnischer Assistent/-in
PAD	Public Access Defibriallation
PKW	Personenkraftwagen
PPSB	Prothrombinkonzentrat bestehend aus Prothrombin, Prokonvertin, Stuart-Prower-Faktor, antihämophilem Faktor B
RLST	Rettungsleitstelle
RTW	Rettungswagen
SEG	Schnelleinsatzgruppe
SGB	Sozialgesetzbuch
SHT	Schädel-Hirn-Trauma
SOP	Standard Operating Procedure
StGB	Strafgesetzbuch
VT	Ventrikuläre Tachykardie
WHO	World Health Organisation (Weltgesundheitsorganisation)
WMA	World Medical Association

Was soll ich tun

Zusammenfassung

Dieses Kapitel gibt einen ersten kurzen, praxisrelevanten Einstieg, worum es in den weiteren Kapiteln dieses Buches gehen wird.

Kennen Sie das?

Auf der Kinderstation des Kreiskrankenhauses wurde am Nachmittag der anderthalbjährige Florian mit der Verdachtsdiagnose »Fieberkramp« aufgenommen. Gegen 13:00 h habe die 18-jährige alleinerziehende Mutter, das Kind »zuckend« vorgefunden und zunächst versucht den Kinderarzt zu erreichen. Da sie diesen nicht erreichen konnte, rief sie schließlich den Rettungsdienst, der in Begleitung des Notarztes Florian und seine Mutter in die Klinik brachte. Nach problemloser Erstversorgung und Weiterbehandlung in der Ambulanz, wurde Florian schließlich um 16:30 h auf der Kinderstation zur Überwachung aufgenommen.

Der Nachmittag und die Abendstunden verlaufen problemlos. Um 21:45 h beginnt der Nachtdienst, die Auszubildende Paula Schmidt befindet sich im 2. Ausbildungsjahr und hat gemeinsam mit der Kinderkrankenpflegerin Gertrud Weber ihren ersten Nachtdienst. Um 2:30 h werden beide von Flori-

© Der/die Autor(en), exklusiv lizenziert an Springer-Verlag GmbH, DE, ein Teil von Springer Nature 2024
J. Weißgerber und U. Hecker, *Notfallkommando – Kommunikation im Notfall,* Top im Gesundheitsjob, https://doi.org/10.1007/978-3-662-69092-5_1

ans Mutter verständigt: *»Der Flori krampft schon wieder und er hat sich den Kopf an seinem Gitterbettchen angestoßen – Kommen Sie schnell!«*. Daraufhin eilen beide zu dem noch immer krampfenden Florian.

Frau Weber verständigt sofort das Notfallteam. In dem Krankenhaus wird hierzu der anästhesiologische Bereitschaftsdienst – Anästhesiepflegekraft und Anästhesist – geweckt. Zwischenzeitlich bekommt Florian eine Diazepamrectiole von Frau Weber verabreicht. Florian läuft blau an. Nach endlos langen 5 min trifft das Notfallteam ein, Florian krampft immer noch. Der Anästhesiefachkrankenpfleger Johannes Müller öffnet sofort den Notfallrucksack, zieht den Beatmungsbeutel heraus und gibt diesen an die Anästhesistin Frau Dr. Sommer weiter. Diese beginnt sofort damit die Atmung von Florian zu unterstützen und ruft mehrfach laut: »Sättigung? … Sättigung!«. Frau Weber rennt wortlos aus dem Zimmer, um das Pulsoxymeter zu holen, während Herr Müller über die mitgebrachte EKG-Defi-Einheit versucht eine Sättigung an der Hand von Florian abzuleiten. Paula fühlt sich jetzt maßlos überfordert und ruft Frau Dr. Sommer zu: »Sagen Sie mir, was ich tun soll?«. Die Frage bleibt unbeantwortet. Bedingt durch das Krampfereignis hat Florian seinen venösen Zugang verloren. Frau Dr. Sommer zu Herrn Müller: »Bebeutel du weiter!«. Die Sättigung ist bei 85 %, die Herzfrequenz auf dem EKG entsprechend tachykard. Frau Dr. Sommer: »Zugang!« und schaut dabei Paula an. Diese antwortet: »Ich habe noch nie einen Zugang gelegt!«. In diesem Moment kommt Frau Weber wieder hinein und bringt einen Pulsoxymeter. Herr Müller fährt sie sofort an: »DU bleibst jetzt hier und hilfst Frau Dr. Sommer bei der Anlage eines Zugangs!«. Paula beginnt daraufhin eine Infusion vorzubereiten.

Die Mutter des kleinen Florian ist zwischenzeitlich in einer Ecke des Zimmers verschwunden, sie heult zwar laut und verzweifelt, aber wird zu diesem Zeitpunkt von keinem der Teammitglieder bemerkt. In diesem Moment krampft Florian erneut.

Frau Dr. Sommer alarmiert den Hintergrunddienst der Anästhesie. Dieser ist heute durch den langjährigen Oberarzt Dr.

Faust besetzt, der nur wenige Meter von der Klinik entfernt wohnt. Dr. Faust trifft kurze Zeit später ein. Florian krampft. Da die Venenverhältnisse schwierig sind, entschließt sich der Oberarzt zur Anlage eines intraossären Zugangs. Dies gelingt unterhalb des Knies auf Anhieb.

»*Wir intubieren*«, befiehlt der Oberarzt und übernimmt das Kommando. »*Herr Müller, bereiten Sie alles für die Intubation vor. Frau Sommer, ziehen Sie Fentanyl, Trapanal und Esmeron auf.*« Florians Kreislaufverhältnisse bleiben stabil.

»*Frau Weber, rufen Sie in der Kinderklinik an und bestellen den Kindernotarztwagen. Wir verlegen!*« Frau Weber bestätigt die Anweisungen des Oberarztes: »*Ich rufe in der Kinderklinik an und organisiere das.*«. Paula steht etwas fassungslos neben dem aktiven Geschehen und beobachtet ihre Kollegen. Sie weiß, dass sie jetzt nicht helfen kann. Durch einen kurzen Blickkontakt zum Oberarzt erkennt sie jedoch, dass sie sich um die Mutter kümmern soll. Der OA nutzt keine Worte, signalisiert ihr aber mit einer eindrucksvollen Kopfbewegung, sie möge sich doch um die Mutter kümmern. Daraufhin geht sie zu ihr und nimmt sie in den Arm. Sie ist ja selbst genauso geschockt.

Die Intubation gelingt problemlos. Nach 15 min trifft die Besatzung des Kindernotarztwagens ein. Während der Verlegungsarzt gemeinsam mit Dr. Sommer und OA Dr. Faust die Übergabe machen, hilft Paula der Mutter beim Zusammenpacken der Sachen. Wenige Momente später liegt Florian auf der Intensivtrage des NAW‘s. Der Transport beginnt.

Dr. Faust bittet alle Beteiligten in den Aufenthaltsraum. Frau Weber bittet darum, kurz eine Runde durch die Zimmer machen zu können, um noch einmal überall nach dem Rechten zu sehen. Dr. Faust stimmt zu und 10 min später treffen sich alle Beteiligten im Aufenthaltsraum der Kindestation zu einer Nachbesprechung (Abschn. 5.3.1). ◀

Notfallsituationen, wer kennt sie nicht!? Ob auf der Straße, Normalstation oder im Intensivbereich – gefragt ist die geballte Kompetenz. Doch nicht nur die fachlich-sichere Abhandlung der Algorithmen und Maßnahmen, sondern auch die Soft-Skills (nichttechnische-Fähigkeiten) sind gefragt: Kommunikation ist das A und O in der Zusammenarbeit in einer Notfallsituation. Nur wenn das Notfallteam auf einer hohen professionellen Ebene miteinander kommuniziert und interagiert, kann die Behandlung des Patienten effizient erfolgen.

Anhand dieses Buches möchten wir die Notwendigkeit und die Priorität von Kommunikation untermauern und kommunikative Herausforderungen offenlegen, sowie Strukturen und Konzepte für Notfallsituationen mit Schwerpunkt auf den Soft-Skills thematisieren und praxisnah in Fallbeispielen einfließen lassen. Denn gerade der Stress, die Autoritätsproblematik und auch der grundsätzliche – leider so oft fehlende – Respekt und die Wertschätzung untereinander machen eine herausfordernde Situation häufig zu einer Extremsituation – für jeden Einzelnen und das gesamte Team. Dies hat aber Auswirkungen auf unseren Patient und dessen Sicherheit, denn genau in Notfallsituationen ist der Patient auf ein funktionierendes Team angewiesen, das effizient miteinander arbeitet und kommuniziert. Reden Sie noch oder kommuniziert Ihr Team schon?

Das Wesen der Kommunikation

2

Zusammenfassung

In diesem Kapitel wird eine Kurzübersicht über ausgewählte Kommunikationsgrundlagen gegeben und den Blick für die verbale und nonverbale Kommunikation geöffnet. Hierbei entsteht konsequent ein Transfer auf Notfallsituationen.

2.1 Botschaften einer Nachricht

Jeder von uns kommuniziert Tag täglich. Kommunikation ist lebensspendend, durch sie verständigen wir uns, wir drücken uns aus und teilen mit, wie es in uns aussieht. Ohne Kommunikation kann kein Miteinander entstehen, ohne Kommunikation verlieren wir uns selbst. Und doch reden wir so oft aneinander vorbei, es entstehen Missverständnisse und durch sie können wir einander sehr verletzen. Doch warum verstehen wir so oft einander nicht richtig? Warum scheitern wir häufig schon allein an Worten?

Im Nachfolgenden sollen verschiedene Kommunikationsmodelle vorgestellt werden, welche uns helfen können, Botschaften korrekt zu interpretieren oder auch einen Moment innezuhalten und zu fragen, wie eine Nachricht verstanden werden kann.

© Der/die Autor(en), exklusiv lizenziert an Springer-Verlag GmbH, DE, ein Teil von Springer Nature 2024
J. Weißgerber und U. Hecker, *Notfallkommando – Kommunikation im Notfall,* Top im Gesundheitsjob,
https://doi.org/10.1007/978-3-662-69092-5_2

2.1.1 Kommunikationsmodelle

Der deutsche Kommunikationswissenschaftler und Psychologe Friedemann Schulz von Thun definiert vier Seiten einer Botschaft. Eine Botschaft kann auf unterschiedlichste Weise gesendet und verstanden werden. So spricht der Sendende eine Nachricht häufig in einer anderen Intention aus, als der Empfangende diese versteht. Die vier Ebenen einer Nachricht nach Schulz von Thun sind:

- Sachebene,
- Beziehungsebene,
- Selbstoffenbarungsebene und
- Appellebene.

Die Sachebene gibt den objektiven, pragmatischen Inhalt einer Nachricht weiter, z. B. die Aussage, dass nun eine Intubation stattfinden muss: *»Intubation. Jetzt!«*.

Die Beziehungsebene geht über den Inhalt hinaus und lässt auf die Beziehung zwischen Sendenden und Empfangenden schließen. So kann in einem einfachen *»Intubation. Jetzt!«* eine Wertung hörbar sein. Der Empfangende interpretiert die Botschaft auf Basis der vorhandenen Beziehungsebene, somit positiv oder negativ. Die Botschaft wird folglich subjektiviert. In negativer Weise könnte folgendes verstanden werden: *»Wieso ist sie denn heute wieder so langsam. Sie ist immer so langsam. Ich möchte jetzt intubieren und sie verhindert wiedermal den reibungslosen und schnellen Ablauf der Situation. Typisch.«*.

Des Weiteren kann der Empfangende die Nachricht auf der Selbstoffenbarungsebene, bzw. als Selbstkundgabe, hören: Den Wunsch des Sendenden zu intubieren. Dies ist aber in diesem Fall keine Aufforderung, keine Bitte und auch keine Interaktion, sondern lediglich das geäußerte Bedürfnis des Sendenden.

Die letzte Ebene beschreibt den Appell. Die Aussage wird als Aufforderung und als Kommando verstanden, dem die angesprochene Person sich nicht zu widersetzen hat. Diese Ebene kann schnell beleidigend und dominierend wahrgenommen werden, worauf es beim Empfangenden zu einer Verweigerung der Interaktion führen kann (vgl. Schulz von Thun 2010).

Anzumerken ist, dass Personen anscheinend häufig die Gewohnheit haben einseitig, also auf einem bestimmten Ohr, Botschaften zu empfangen und diese somit häufig in dieser Bedeutung zu interpretieren (vgl. Röhner und Schütz 2020, S. 42).

Wie meint die Person es?

Herr Barsch ruft quer über den Flur in der Ambulanz: *»Frau Maus, kommen Sie schnell. Der NAW kommt!«.*

Wie Frau Maus reagiert hängt davon ab, was Sie empfängt – den Inhalt: *»NAW kommt, Hilfe erforderlich.«* oder die Selbstkundgabe *»NAW kommt, Herr Barsch möchte Unterstützung.«* oder auch den Appell *»Zack, zack, NAW ist gleich da – Beeilung!«* oder empfängt sie auf der Beziehungsebene. Hier hängt es dann von der Beziehung und dem Selbstwert ab, was jeder einzelne empfängt. Wenn Frau Maus selbstsicher ist, hört sie evtl. *»Herr Barsch arbeitet gerne mit mir, er möchte, dass ICH ihm helfe.«.* Ist sie jedoch unsicher, hört sie evtl. *»Herr Barsch sucht wieder ein Opfer, das er herum kommandieren kann, damit er vor dem NAW-Team der große »Zampano« ist.«.* ◄

Wie im Beispiel dargestellt, kann die Nachricht in mehreren Dimensionen aufgefasst werden, aber die empfangende Person entscheidet, auf welche Ebene reagiert wird. Allein durch das Auffassen einer Botschaft auf einer bestimmten Ebene, die auf einer anderen Ebene gesendet wurde, entsteht eine negative Interaktion, da die Personen aneinander vorbeireden, bzw. Dinge in die Kommunikation hineininterpretieren, welche vom Sendenden in dieser Weise nicht gemeint waren.

Wie sehr Kommunikation Interaktion ist und nicht nur ein Kundgeben seiner Selbst, stellt v. a. der Kommunikationswissenschaftler Paul Watzlawick in seinen fünf Axiomen der Kommunikation dar. Axiome verstehen sich als absolute Grundsätze und können somit auf jede Kommunikation übertragen werden.

Der erste Grundsatz lautet „Man kann nicht nicht kommunizieren" (Watzlawick 2011, S. 15). Sobald eine Person in die Reichweite einer anderen kommt, beginnt eine Kommunikation. Diese entsteht einerseits durch Verhalten und andererseits durch verbale oder nonverbale Kommunikation. Betritt eine Person den Raum und wendet sich mit ihrem Körper oder ihrem Blick ab, oder verstärkt dies zudem durch Schweigen, ist deutlich, dass diese Person nicht in Interaktion treten möchte. Auch wenn dadurch eine Person nicht in verbalen Kontakt tritt, kann sie einer anderen Person eine Mitteilung senden. Kommunikation ist somit nicht immer wechselseitig, sondern findet auch einseitig statt. Watzlawick unterscheidet dies, als Mitteilung oder Kommunikation. Gleichzeitig benennt er die wechselseitige Kommunikation als Interaktion (vgl. Watzlawick 2011, S. 13 f.).

Watzlawick verstärkt die von Schulz von Thun benannte Beziehungsseite einer Nachricht, in dem er den zweiten Grundsatz bildet: „Jede Kommunikation hat einen Inhalts- und einen Beziehungsaspekt, derart, dass Letzterer den Ersten bestimmt und daher eine Metakommunikation ist" (Watzlawick 2011, S. 19). Wenden wir uns zunächst dem ersten Teil des Satzes zu – jede Kommunikation verfügt über eine Inhaltsbotschaft und eine Beziehungsbotschaft. Die letztere ist aber die ausschlaggebende für die Interaktion der beiden Personen. Watzlawick benennt, je besser und gesünder die Beziehung zwischen den beiden Personen ist, desto klarer kann die Sachbotschaft verstanden werden. Wenn Sie in einer Notfallsituation mit Personen zusammenarbeiten, mit welchen Sie sich gut verstehen und keine oder wenig Konflikte zwischen Ihnen stehen, desto einfacher werden die Mitteilungen zwischen Ihnen fließen. Desto besser verstehen Sie auch die Sachinformationen, welche Ihnen mitgeteilt werden. Wenn nun aber die Beziehung zwischen Ihnen schlecht ist, Konflikte offen oder auch verdeckt ausgetragen werden, dann überschattet diese negative Beziehung die Sachinformationen. Sie hören eher die emotionale Nachricht, anstatt die sachlichen Informationen. Statt der Aussage „Hol bitte sofort die Ärztin dazu!", hören Sie dann vielleicht eher, dass die Person Sie als langsam empfindet oder sie das Gefühl hat, dass Sie die Situation nicht alleine meistern können. Es entsteht eine

Metakommunikation – also eine Kommunikation, die über der eigentlich Informationsebene steht und verdeutlichen soll, wie die Beziehung zwischen Ihnen zu verstehen ist (vgl. Watzlawick 2011, 16 ff.).

Um auf die Notfallsituation zurückzukommen:

Es ist somit mitzudenken, dass die Beziehungen zwischen den Personen beachtet werden sollten und dass es besonderer Herausforderung bedarf die Beziehungsebene hinten anzustellen und vorwiegend auf der Sachebene zu kommunizieren.

Der dritte Grundsatz Watzlawicks besagt, dass „Die Natur einer Beziehung [...] durch die Interpunktion der Kommunikationsabläufe Seitens der Partner" bedingt ist (Watzlawick 2011, S. 24). Er will damit aussagen, dass Interaktion immer einer festen Struktur folgt. Mitteilungen beziehen sich immer aufeinander und ergeben folglich ein kreisförmiges Reiz-Reaktions-Geschehen: Eine Person reagiert auf die Aussage der anderen und diese wiederum bezieht sich auf das Gesagte der Person. Dies kann einerseits positiv ergänzend stattfinden, sodass man z. B. in einer Notfallsituation gemeinsam zu einer Entscheidung kommt. Gleichzeitig kann sich die Interpunktion negativ darstellen, sodass sich die Personen zu messen beginnen und einander übertrumpfen möchten, solange bis sich letztendlich einer der beiden unterordnen muss, um ein Gesprächsende möglich zu machen. Die Interpunktion macht häufig im Nachhinein die Bewertung einer negativen Kommunikation schwierig, da jede Person auf die andere reagiert hat und der wirkliche Ausgangspunkt der Kommunikation nicht mehr ausmachbar ist (vgl. Watzlawick 2011, S. 20 ff.). In Abschn. 4.2. wird mit den Autoritätsgradienten ein Beispiel der negativen Interpunktion sowie Beziehung dargestellt und welche Auswirkungen dieser auf die Patientensicherheit nehmen kann.

Der vierte Grundsatz von Watzlawick sagt folgendes aus: „Menschliche Kommunikation bedient sich digitaler und analoger Modalitäten [...]" (Watzlawick 2011, S. 32). Hier möchte Watzlawick verdeutlichen, dass meistens die analogen Kommunikationsformen viel deutlicher und nachhaltiger in der Kommunikation wahrgenommen werden, als die digitalen! Die digitale Kommunikation ist leicht verständlich – sie sind die Worte, welche wir aussprechen, um Mitteilungen zu senden. Worte, die ich verstehe, wenn ich die gleiche Sprache spreche, oder in der Fachsprache die Fachausdrücke gelernt habe. Digitale Mittel können somit sehr komplex und auch abstrakt für Personen sein und müssen erstmal in der Informationsebene entschlüsselt werden – verstehe ich, was das Gegenüber von mir will? Kenne ich das Wort? Kenne ich den Fachausdruck und weiß ich daraufhin, wie ich handeln soll? Analoge Kommunikationsmittel sind weniger auf Wissen ausgelegt, sondern sie sind alle Mittel, mithilfe derer wir in der Interaktion unsere Beziehung zum Gegenüber unterstreichen. Im Fokus steht hier die nonverbalen Kommunikation mit z. B. der Mimik, Gestik, Körperhaltung, Nähe und Distanz zu einer Person und auch die Art des Blickkontaktes. Immer dann, wenn die Beziehung als zentrales Thema in der Interaktion steht, übernimmt die analoge Kommunikationsform und bestimmt somit in wie weit die Botschaft beim Gegenüber verstanden wird (vgl. Watzlawick 2011, S. 26 ff.). Besonders in Notfallsituationen ist es elementar, korrekt und klar miteinander zu kommunizieren, sodass jede Person die Inhaltsbotschaft versteht, damit die Patientensicherheit gewährleistet werden kann. Wie Sie Ihre digitale Botschaft klar verständlich kommunizieren und verbessern können, lernen Sie in Kap. 5.

Der letzte Grundsatz von Watzlawick findet sich ebenfalls im erlebten Alltag wieder: „Zwischenmenschliche Kommunikationsabläufe sind entweder symmetrisch oder komplementär, je nachdem, ob die Beziehung zwischen den Partnern auf Gleichheit oder Unterschiedlichkeit beruht" (Watzlawick 2011, S. 35). Wir wünschen uns stets symmetrische Beziehungen – Interaktion auf Augenhöhe unter Gleichheit und Ebenbürtigkeit. Hier verhalten wir uns spiegelbildlich und wir versuchen Unterschiede zu verringern. Dies erleben wir in einem guten Zusammenspiel zwischen zwei erfahrenen Fachpersonen in einer Notfallsituation – sie arbeiten einander zu, unterstützen sich und können beide die Rollen gleichwertig ausfüllen. Die komplementäre Beziehung allerdings setzt genau auf das Gegenteil: Hier ergänzen sich zwei unterschiedliche Positionen, sie basieren auf Unterschiedlichkeiten und einer der Interaktionspartner ordnet sich unter (vgl. Watzlawick 2011, S. 32 ff.). Beide

Kommunikationsabläufe können sich positiv oder negativ aus-gestalten. Die komplementäre Beziehung wird häufig Stereo-typen zugeschrieben, z. B. der Arzt-Patienten- oder auch der Mutter-Kind-Beziehung. Hier ist gesellschaftsfähig, dass sich das Kind und der Patient unterordnen. Watzlawick betont, dass es allerdings kein Zwang ist sich unterzuordnen, sondern dass sich die Rollen gegenseitig bedingen. Bei der typischen Aussage eines Patienten „Ja natürlich Herr Doktor" handelt die Person automatisch in der stereotypen Rollenbeziehung und begibt sich durch das Verhalten in eine komplementäre Beziehung.

Ein weiteres wichtiges Kommunikationsmodell ist das Sen-der-Empfänger-Modell nach Shannon und Weaver, welches v. a. den Fokus auf die Übertragung einer Nachricht zwischen Sen-denden und Empfangenden richtet. Ursprünglich stammt dieses Modell aus dem technischen Bereich, kann jedoch passend auf die Notfallsituation übertragen werden.

Eine Kommunikation besteht laut Shannon u. Weaver aus fol-genden sechs Elementen: Sendender, Kodierender, Signal, Über-tragungskanal, Dekodierender und Emfangender. Diese können gestört sein, sodass die Botschaft nicht korrekt beim Empfangen-den ankommt, wodurch ein siebtes Element hinzugefügt wird, die Störung (vgl. Röhner und Schütz 2020, S. 38 f.):

- Zunächst muss die sendende Person die Botschaft auswählen
- Diese wird nachfolgend in ein Signal codiert, z. B. mittels der Stimmbänder als Worte, mittels Körperbewegung und Mimik als nonverbaler Kommunikation, und über einen Übertra-gungskanal, z. B. die Luft zwischen Personen, gesendet.
- Beeinflusst wird die Übertragung allerdings von verschiede-nen Störfaktoren, sogenanntes Rauschen, welches sich auf die Botschaft auswirken kann. Diese Störfaktoren können z. B. die unterschiedlichen Einflüsse von Lärm und Umfeld auf die Nachricht sein, sodass die Nachricht beim Empfangenden nur bruchstückhaft zu verstehen ist. Alltagsbeispiele in Notfall-situationen wären hierbei viele Beteiligte, die Stresssituation selbst und die mehrschichtige Kommunikation in der Situa-tion. Diese stören die Übertragung wie bei einer schlechten Verbindung während eines Telefonats.

- Wenn die Nachricht dann bei der empfangenden Person ankommt, muss sie zunächst decodiert werden. Erst danach
  kann sie als Botschaft aufgefasst werden. Eine Barriere des
  Decodierens kann eine Sprachbarriere durch Sprachunkennt-
  nis oder motorische und psychische Hindernisse beim Sprechen sein, wodurch die Worte vom Empfangenden nicht
  verstanden werden können. Eine weitere Möglichkeit ist
  auch die Funktionsstörung des dekodierenden Organs – eine
  Schwerhörigkeit, eine Taubheit oder bei der nonverbalen
  Kommunikation die Blindheit oder das Missempfinden in den
  Fingerspitzen und dem folgenden erschwerten Tasten, machen das Decodieren einer Nachricht schwierig.
- Erst nachfolgend interpretiert die emfangende Person die Botschaft und kann auf diese reagieren.

2.2   Nonverbale Kommunikation

In den bereits dargestellten Kommunikationsmodellen wird deutlich, dass das Verständnis und die passende Reaktion auf eine
Botschaft von mehreren Elementen, wie z. B. das Ohr, auf welchem gehört wird, oder auch die Beziehung zwischen den Personen, elementar ist. Wie genau eine Botschaft nun aber von einer
Person aufgefasst wird, ist aber häufig von einer weiteren Ebene
abhängig:

Die Interpretation der nonverbale Kommunikation entscheidet, wie wir eine Botschaft auffassen- sie macht eine Botschaft
kongruent, also übereinstimmend in Worten und Verhalten, was
die sendende Person aussagt. Mehrabian 1972 formulierte auf
Basis der durchgeführten Studien die 55-38-7-Regel. Diese bedeutet, dass insbesondere bei inkongruenten Botschaften die
Kommunikation zu 55 % nonverbal, zu 38 % paraverbal – also
durch Stimme und Tonlage, und nur zu 7 % verbal stattfindet
(vgl. Röhner und Schützt 2020, S. 97).

Besonders, wenn wir in Situationen eine ganz andere Wahrnehmung des Gegenübers haben, als das was dieser aussagt,
greift diese Regel. Die nonverbale Kommunikation macht eine
Nachricht kongruent, stimmig zu der Aussage. Gleichzeitig

verstärkt sie Aussagen oder schwächt sie ab. Deshalb können ein gehetztes Gesicht und ziellose Blicke innerhalb einer Notfallsituation eine Überforderung und Planlosigkeit verdeutlichen, wenn sie mit der Frage »*Wo sind die Notfallspritzen?*« gestellt werden. Gegensätzlich hierzu könnten eine ruhige und bestimmte Tonlage mit der gleichen Aussage »*Wo sind die Notfallspritzen?*« schlichtweg die Frage stellen, wo sich diese Spritzen im Patientenzimmer während der Notfallsituation befinden. Es sind gleiche Aussagen, aber letztendlich stellen sie eine komplett unterschiedliche Position des Sendenden innerhalb der Situation und dem Team dar. Häufig transportiert die nonverbale Kommunikation somit auch Emotionen der sendenden Person, auf welche die empfangende Person reagieren kann. Im Gegensatz zur verbalen Kommunikation findet die nonverbale Kommunikation zeitgleich statt- bevor eine Person verbal auf eine Aussage reagieren kann, erhält die sendende Person bereits eine nonverbale Rückmeldung, z. B. das zusammenkneifen des Mundes als Kritik oder ein Lächeln als Bestätigung (vgl. Röhner und Schütz 2020, S. 96 f.).

Die nonverbale Kommunikation gliedert sich in die Ebenen der visuellen Elemente und der auditiven Elemente (Klippert 2007). Auf der visuellen Ebene nimmt der Empfangende Gestik, Mimik, Körperhaltung sowie die Aufnahme des Blickkontakts wahr. Eine zugewandte Körperhaltung und ein Blickkontakt sprechen für eine Adressierung der Aussage an die gegenüberstehende Person – so wie der Oberarzt Dr. Faust zur Auszubildenden Paula im Fallbeispiel in Kap. 1). Ebenfalls kann der Empfangende auch über die Stimmlage, Tonhöhe, Artikulation und Lautstärke sowie die Sprechgeschwindigkeit viel über eine Nachricht erfahren: Dringlichkeit, Priorität einer Botschaft und das Stresslevel des Sendenden.

Übertragen Sie nun diese Aspekte der Kommunikation auf Ihren beruflichen Alltag. Häufig entstehen aufgrund von unterschiedlichen Wahrnehmungen und Auffassungen einer Botschaft Missverständnisse. Innerhalb einer Notfallsituation kann dies zu hinderlichen bis patientengefährdenden Fehlern führen.

2.3   Gewaltfreie Kommunikation

Um adäquat auf Station kommunizieren zu können, ist eine vergleichbare Kommunikationsbasis von allen Kommunikationspartnern notwendig. Wenn jeder weiß, wie er mit dem Gegenüber sprechen kann, ohne dass viele Missverständnisse oder Streitigkeiten entstehen, führt das zu einem offenen Umgang miteinander und Spaß an der Teamarbeit. Doch häufig herrschen auf den Stationen oder im Einsatzbereich keine bekannten Kommunikationsformen vor, außer die der allgemeinen Höflichkeitsregeln. Gute Kommunikation bzw. Kommunikation, die auf Konzepten und Struktur beruht, wird oftmals nicht gelehrt und nicht gelernt und somit auch häufig im Team nicht beachtet und reflektiert.

Das Konzept der gewaltfreien Kommunikation ist kein Kommunikationskonzept für Notfallsituationen, da die Gewichtung von tiefer Kommunikation und Effizienz des Handelns und Funktion der Kommunikation eine andere innehat. Die gewaltfreie Kommunikation umfasst vier Komponente (Abschn. 2.3.4; Rosenberg 2013):

- Beobachten,
- Emotionen,
- Bedürfnisse,
- Bitten.

Dennoch kann die Anwendung dieses Konzepts im klinischen, bzw. rettungsdienstlichen Alltag unsere Interaktion im Team und mit unserem Patienten grundsätzlich verändern. Die Umsetzung des Konzepts beginnt zunächst bei jedem einzelnen Kollegen: In Schulung und Erkennen der Hintergründe und Auswirkungen der gewaltfreien Kommunikation. Gefolgt wird dieses von dem Einüben der vier Komponenten: wie lauscht dieser einer Konversation und wie kommuniziert derjenige auf diese Weise selbst. Mit dem privaten Üben und dem zunehmenden Anwenden im Berufsalltag wird die Kommunikation des Teams somit von innen heraus verändert und verbessert. Das Üben benötigt Vertrauen in den Kommunikationspartner und Reflektion, aber je öfter begonnen wird, auf diese tiefe Weise zu kommunizieren, desto mehr wird gespürt, dass dies sich selbst und dem Gegenüber gut tut und die Kommunikation befreiend und natürlich wird – dass sich Herzen begegnen können.

2.3.1 Das Konzept[1]

Aufgrund eigener schmerzlicher Erfahrungen in der Kindheit wegen seines jüdischen Namens, begann Rosenberg sich schon früh zu fragen, wie es dazu kommt, dass Menschen andere Menschen ausbeuten und gegen diese gewalttätig werden. Rosenberg geht davon aus, dass jeder Mensch im Inneren ein einfühlsamer Mensch ist, der aber den Kontakt zu dieser einfühlsamen Natur verloren hat.

Die gewaltfreie Kommunikation ist ein Konzept, das an den Wurzeln jedes Menschen und an dessen Kommunikation beginnt, bzw. ihn dorthin zurück bringt. Unsere Kommunikation wird wieder »vermenschlicht« und dient daraus folgend der Offenheit und dem Beziehungsaufbau mit dem Gegenüber. Das Ziel des Konzepts ist es, wieder zu lernen unsere eigenen Bedürfnisse und Emotionen wahrzunehmen und diese zu kommunizieren; und auch die des Gegenübers zu erfassen und darauf zu reagieren.

Wir lernen das zu erkennen und zu erbitten, was unsere Lebensqualität erhöht und gleichzeitig tragen wir dazu bei, dass sich auch die Lebensqualität des Anderen verbessert.

Dadurch kommt es zu einem *»Fluss zwischen mir und anderen, der auf gegenseitigem Geben von Herzen beruht.«* (Rosenberg 2013).

Somit hat dieses Konzept nicht den Ansatz unser Gegenüber zu verändern, sondern durch die eigene Veränderung eine

---

[1] Alle Inhalte aus diesem Kapitel sind an das Buch »Gewaltfreie Kommunikation« (2013) von Marshall B. Rosenberg erschienen im Junfermann Verlag angelehnt.

Änderung des Anderen zu motivieren, mit dem letztendlichen Ziel zu der Verbesserung des Lebensgefühls und der Lebensqualität beizutragen. Wenn jeder beginnt, seine Emotionen und Bedürfnisse klar und einfühlsam zu kommunizieren, kommt es letztendlich zur Stillung dieser bei jedem Einzelnen.

Zu betonen ist, dass dieses Konzept einer grundsätzlichen Änderung der Kommunikationsform auf Station und im Einsatzbereich sowie dem Leben im Allgemeinen dient, nicht zur Kommunikation in Akutsituationen. Wenn wir aber dieses Konzept auf Station im täglichen Miteinander verinnerlichen, dann haben wir einen ganz anderen Ausgangspunkt in einer Notfallsituation. Persönlich gehe ich davon aus, dass viele der Kommunikationshindernisse, die in Notfallsituationen auftreten, nicht mehr zum Tragen kommen würden, weil sie durch die veränderte Grundkommunikation einen geringeren Einfluss haben würden.

2.3.2   Lebensentfremdende Kommunikation

Bevor wir überhaupt die Freiheit haben nach dem Konzept der gewaltfreien Kommunikation zu kommunizieren, müssen wir uns aus unserem alten Denken und alten Handlungsmustern befreien.

Rosenberg betitelt Kommunikationsformen die Gewalt ausüben, als lebensentfremdende Kommunikation. Lebensentfremdend deswegen, weil uns diese Art zu kommunizieren von unserem Naturell der Einfühlsamkeit wegführt und nicht mehr mit diesem übereinstimmt. Und dies beginnt eigentlich schon sehr früh: So beginnt es damit, dass wir einen Menschen nicht mehr anhand seines Charakters beurteilen, sondern alleinig anhand einer Handlung. Wir fällen ein moralisches Urteil über den Menschen und stecken ihn in eine Schublade. Wir setzen ihm ein Stempel auf, der nur noch sehr schwer revidierbar ist. Rosenberg geht sogar so weit, dass er sagt, dass eine Diagnose auch ein Stempel ist, den wir dem Patient aufdrücken. Hinterfragen Sie sich selbst: Wie geht es Ihnen, wenn Sie hören, dass einem Alkoholiker eine neue Leber transplantiert werden soll? Beginnt nicht sofort im Inneren die Empörung, dass dieser Mensch dies selbst verschuldet hat? Wir richten hier den Menschen anhand einer Tat. Wir fragen aber nicht, was hat den Menschen dazu verleitet, diese Handlung zu begehen. Wir hinterfragen nicht die ungestillten Bedürfnisse, die dieser Mensch vielleicht durch den Alkohol stillen wollte und dann auf die schiefe Bahn geriet. Das Fällen von moralischen Urteilen ist ein Werten und Richten einer Person anhand seiner – manchmal auch nur vereinzelt vorkommenden – Handlung.

Das Vergleichen eines Menschen ist ebenfalls lebensentfremdend, weil wir den Menschen durch das Vergleichen anhand von anderen Menschen messen. Wir erheben ihn letztendlich entweder über den Anderen oder wir degradieren ihn.

Ebenso verhält es sich auch mit unseren Wünschen, die wir aber nicht als Bitten, sondern als Forderungen formulieren. Bitten an sich sind sehr wichtig, weil wir uns selbst dadurch transparent machen. Aber wenn wir diese als Forderung formulieren, nehmen wir dem Anderen den Raum in Freiheit »Ja« oder »Nein« zu sagen. Indem wir fordern, legen wir dem anderen einen Zwang auf, unsere Forderung zu erfüllen, denn wenn diese abgewiesen werden, kommt es meist zu Konsequenzen. Somit kommt es zu einer indirekten Bedrohung des Menschen, ohne dass wir eigentlich eine Drohung aussprechen. Aber der Mensch, an den wir die Forderung gestellt haben, steht nun vor der Entscheidung unserer Forderung zu folgen und dadurch wieder Wertschätzung oder Dank von uns zu erlangen, oder die unterschwellig mitschwingenden Konsequenzen tragen zu müssen.

Ein weiterer wichtiger Aspekt, der sich durch das ganze Konzept zieht, ist die eigene Verantwortung für unsere Emotionen, Gedanken und Handlungen. Rosenberg sagt, wenn wir diese Verantwortung nicht annehmen – sie somit leugnen – handeln wir lebensentfremdend. Denn wir nehmen diese Verantwortung nicht wahr, obwohl nur wir diejenigen sind, der sie obliegt. Oftmals rechtfertigen wir uns und unsere Emotionen, Gedanken und Handlungen anhand von etwas, das außerhalb uns selbst liegt: dem Gruppendruck, Autorität von Menschen, Institutionen oder auch anhand von Handlungen anderer.

Ich wollte ja gar nicht, aber ...

»Nur weil die Gruppe etwas getan hat, habe ich auch mitgemacht.«
　　»Weil mein Chef mir dies befohlen hat, musste ich es tun.« ◀

Nein, wir müssen nicht – jeder von uns muss nachdenken und entscheiden, was er selbst vertreten kann. Wenn jemand einen hirntoten Menschen, dessen Organe für die Transplantation noch am Leben erhalten werden, nicht betreuen möchte, dann muss er dies nicht. Hier ist es die Aufgabe jedes Einzelnen seine Verantwortung für die eigenen Emotionen, Bedürfnisse und Handlungen zu übernehmen und diese zu kommunizieren.

Lebensentfremdende Kommunikationen sind moralische Urteile, Vergleiche, Forderungen und das Leugnen der Verantwortung für unsere eigenen Emotionen, Bedürfnisse und Handlungen.

2.3.3 Entwicklung unseres Kommunikationsverhaltens

Jeder von uns kennt diese Menschen in unserem Umfeld und so oft fallen wir auch hin und wieder in diese Verhaltensmuster: Der Typ Mensch, der es allen rechtmachen möchte und sich aufopfert für den anderen, damit es ihm gut geht; oder der Typ Mensch, der nur noch auf sich bedacht ist und versucht mit allen Mitteln seine eigenen Bedürfnisse zu stillen. Rosenberg sagt, dass wir uns in unserem Kommunikationsverhalten entwickeln – wir befinden uns in einem Prozess, der bei einer »emotionalen Versklavung« beginnt, eine »rebellische Phase« durchläuft und letztendlich in einer »emotionalen Befreiung« ihr Ziel erreicht.

Emotionale Versklavung
Jeder von uns beginnt in der emotionalen Versklavung, in welcher wir uns hingebend aufopfern, um es anderen Recht zu machen – wir möchten, dass es dem Anderen mit allen Mitteln gut

geht. Das ist an sich nicht schlecht, denn hier begegnen wir unserem einfühlsamen Wesen, das den anderen wahrnimmt und ihn unterstützen möchte. Das Schlüsselwort ist hier das Wort »Versklavung«. Wir legen uns selbst den Zwang auf, dass wir alles tun müssen und möchten, damit es dem anderen gut geht, aber wir versklaven uns selbst, weil wir dies auf unsere Kosten tun.

Puuh, war das ein Dienst

Frau Emsig kümmert sich aufopferungsvoll um ihre Patienten während des Spätdienstes. Als sie sich zur Übergabe an die Kollegin vom Nachtdienst hinsetzt, schenkt sie sich erst einmal ein Tasse Tee ein und sagt: *»Stört es dich, wenn ich vielleicht mein Brot nebenbei esse?«.* ◄

Wie häufig gehen wir im Dienst auf die Toilette? Wie oft machen wir keine Pause, oder trinken erst etwas, wenn wir am Verdursten sind (Abb. 2.1)? Hier vergessen wir uns, weil wir dem Anderen dienen. Aber in dem Stadium der emotionalen Versklavung verantworten wir uns nicht für uns selbst, weil wir unsere Bedürfnisse nicht wahrnehmen.

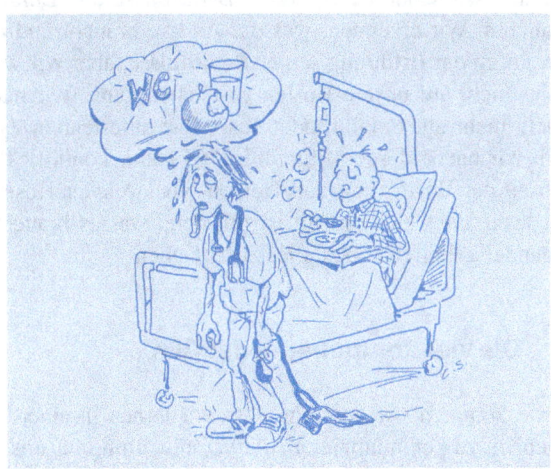

Abb. 2.1 Puuh, war das ein Dienst

Rebellische Phase

Irgendwann verstehen wir, dass es so nicht weitergehen kann, weil wir daran zugrunde gehen. Wir kommen in die rebellische Phase, in der wir verstanden haben, dass wir uns nicht auf unsere Kosten um den anderen kümmern und uns für ihn aufopfern können. Wir distanzieren uns von dem Anderen, um unsere Bedürfnisse und Emotionen zu stillen und achten darauf, dass diese nicht durch andere eingeschränkt werden. Wir haben gelernt für unsere Bedürfnisse die Verantwortung zu übernehmen, aber wir haben noch nicht gelernt, uns anderen gegenüber verantwortlich zu verhalten. Das Problem ist die zu starke Distanz, v. a. emotional, zu dem Gegenüber. In der Praxis lässt sich dies häufig und einfach Beobachten, z. B. stumpfen die Kollegen gegenüber den Bedürfnisse des Patienten ab, weil sie sich selbst gerade wichtiger ist – in den banalsten und manchmal unbedeutendsten Dingen.

Emotionale Befreiung

Nach Durchleben der rebellischen Phase werden wir reif in unserer Kommunikation und unseren Emotionen. Wir erreichen das Stadium der emotionalen Befreiung. Wir nehmen unsere Bedürfnisse und Emotionen wahr und können diese kommunizieren, aber wir sehen trotzdem die Bedürfnisse und Emotionen des Anderen. Wir erkennen, was der Andere braucht und unterstützen ihn in der Erfüllung seiner Bedürfnisse, aber wir wissen, dass dies nicht auf unsere Kosten geschehen kann. Wir handeln nun nicht mehr aus Schuld, oder aus selbst auferlegtem Zwang, sondern wir handeln aus Mitgefühl. Und somit kommt es letztendlich zu der Begegnung von Herzen, von welcher Rosenberg spricht, weil jedes Herz erfüllt ist mit dem, was es braucht und wir einander geholfen haben, dies zu erreichen.

2.3.4   Die vier Komponente der GFK

Aber wie kommen wir dort hin, dass wir lernen in einer Ungezwungenheit zu kommunizieren, die Verantwortung für uns selbst wahrzunehmen und dem anderen aus einer Freiheit heraus zu begegnen?

Rosenberg definiert vier Komponente, an welchen die eigene Kommunikation ausgerichtet werden soll (Abschn. 2.3):

- Der erste Schritt ist das einfache und wertfreie Beobachten der Situation, in welcher jeder Einzelne sich befindet. Kurz innehalten und nachdenken, was gerade passiert und was die Situation für eine Auswirkung auf die eigene Lebensqualität hat. Wichtig ist nun, diese Beobachtung dem anderen wertfrei mitzuteilen, ebenso auch, ob die Situation uns gut tut oder nicht. Die Aussage sollte sich immer auf die konkrete Situation beziehen, sodass sie das Gegenüber auch einordnen und in Relation setzen kann.
- Der zweite Schritt ist nun die durch die Situation ausgelösten Gefühle mitzuteilen. Situationen können unterschiedliches in uns hervorrufen; vielleicht berühren sie etwas in uns, das sehr tief liegt und mit unserer Erziehung und Entwicklung und vielleicht auch schlechten Erfahrungen zusammenhängt und der andere, der diese Situation gerade mit uns erlebt, ist sich dessen überhaupt nicht bewusst. So liegt es wieder an uns, dass wir die Verantwortung für unsere Gefühle wahrnehmen und zuerst erkennen, was für Gefühle wirklich in uns ausgelöst werden. Wir sollten lernen, vielleicht sogar durch Erarbeitung eines Wortschatzes von Gefühlen, diese klar zu benennen, anstatt sie zu umschreiben! So unterscheidet Rosenberg zwischen dem Benennen von eindeutigen Gefühlen, also dem was wir fühlen, z. B. *»Ich fühle mich einsam!«* und dem Benennen von dem, was selbst denken, wie wir sind: *»Ich bin ausgegrenzt!«.* Schlüsselphrase ist hier das *»ich fühle mich ...«,* denn darauf folgt meist ein klar definiertes Gefühl. So könnten wir z. B. in einer Situation auf Station sagen, dass wir uns gestresst fühlen und unwohl aufgrund des unaufgeräumten Pausenraums. Wahrscheinlich beginnen Sie schon hier zu erahnen, dass wir grundlegend nicht gewaltfrei kommunizieren, weil wir gar nicht wirklich beginnen, uns selbst mitzuteilen – sei es aus zu viel Angst oder Unsicherheit vor Verletzbarkeit. Es gibt viele Gründe hierfür. Fakt ist jedoch, dass wir meistens nicht klar unsere Emotionen und unsere darauf basierenden Bedürfnisse mitteilen.

- Das Mitteilen unserer Bedürfnisse ist der darauffolgende
  Schritt. Bedürfnisse, die wir aufgrund von unseren erkann-
  ten Emotionen nun klar benennen können. Uns muss bewusst
  sein, dass wir häufig unser Bedürfnis, welches hinter der
  Emotion, die wir gerade fühlen, gar nicht wirklich bewusst
  wahrnehmen. Wird es uns bewusst, erkennen wir, dass derjenige Gegenüber nicht die Ursache des Problems in der Situation ist, sondern nur der Auslöser. Wenn wir dies erkannt
  haben, dann übernehmen wir wieder Verantwortung für unsere Bedürfnisse und können diese Schritt für Schritt entdecken und dann auch kommunizieren. Hier müssen wir an
  unser Herz gelangen, das wir im Arbeitsalltag so oft fest ver-
  schlossen haben – sei es aus Stress, aus Frustration oder auch
  aus dem alleinigen Funktionieren heraus.
- Als letzten Schritt sollen wir lernen eine auf unseren Emotionen und Bedürfnissen beruhende Bitte auszusprechen. Nicht
  als Forderung – sondern als eine aus dem Herzen kommende,
  den anderen die Freiheit lassende Bitte, die ihm gestattet »Ja«
  oder »Nein« zu sagen; die ihn letztendlich vor die Aufgabe
  stellt, selbst zu entscheiden, ob er diese vier Schritte umsetzen möchte, sodass es letztendlich zu einer Befriedigung von
  beiden Gesprächspartnern kommt. Das kann auch eine konkrete Bitte sein, was ich selber brauche, um den Konflikt, der
  zwischen mir und dem Anderen steht, lösen zu können – und
  sei es die Bitte um Verständnis für die eigene Situation. Bitten sollten immer in einer positiven Handlungssprache ausgesprochen werden, was bedeutet, um das zu bitten, was ich
  brauche, anstatt um das zu bitten, was ich nicht brauche. In
  der Praxis bedeutet dies z. B. den Kollegen um das Aufräu-
  men seines Geschirrs nach der Pause zu bitten, anstatt ihm
  zu sagen, dass kein dreckiges Geschirr in dem Aufenthaltsraum herum stehen soll. Die Problematik an der zweiten Äußerung ist, dass der andere manipuliert werden soll, etwas
  wird von ihm gefordert, dies aber nicht klar kommuniziert.
  Zudem sollten Bitten immer als realistische Bitten ausgesprochen werden, also ausführbare Dinge. Bei manchen Bitten
  ist es notwendig, den anderen die Bitte wiederholen zu lassen – je nach Priorität des Wunsches. Dies beruht auf dem

Sender-Empfänger-Prinzip (Abschn. 2.1.1), sodass beide Ge-
sprächspartner wissen, dass das, was gesagt wurde, auch richtig beim Empfänger angekommen und verstanden ist.

Wenn wir beginnen die vier Komponente der gewaltfreien Kommunikation im Gespräch anzuwenden, wird uns schnell bewusst,
wie tiefgehend und offen wir nun kommunizieren. Dies beher-
bergt eine große Chance für ein ehrliches und wertschätzendes
Miteinander, aber auch die Gefahr von Verletzungen, wenn Menschen die Offenheit des Gegenübers bewusst missbrauchen. Es
liegt an jedem selbst zu entscheiden einerseits gewaltfrei in vier
Schritten zu kommunizieren und aber auch nach den vier Komponenten bei dem Reden des Anderen zu lauschen und so das
Herzensanliegen des anderen zu erfassen.

Die vier Komponenten der gewaltfreien Kommunikation sind:
Beobachten → Emotionen → Bedürfnisse → Bitten. Die gewalt-
freie Kommunikation besteht immer aus Kommunizieren und
Zuhören.

2.3.5 Die zweite Ebene der gewaltfreien Kommunikation

Die gewaltfreie Kommunikation besitzt aber noch eine andere
Ebene, als die Interaktion mit dem Gegenüber: Die Interaktion
mit sich selbst.

Hier ist das Schüsselwort die Empathie. Empathie beschreibt
das respektvolle Umgehen mit dem Gegenüber, wobei wir voll
und ganz bei diesem Menschen sind. Rosenberg legt sehr viel
Wert darauf, dass wir **bei** dem Menschen sind und nicht **auf** den
Menschen schauen und ihn analysieren, denn hier würden wir
wieder lebensentfremdende Züge annehmen, da wir versuchen
den Menschen zu kategorisieren und eine »Diagnose zu stellen«.

In diesem Fall dürfen wir lernen, ganz bei uns zu sein und zu
aller erst Empathie für unsere eigenen Bedürfnisse und Emotionen zu haben. Das bedeutet, dass wir uns hinterfragen und in
einer liebevollen Zwiesprache mit uns selbst sind, warum nun
eine Situation bestimmte Emotionen und Bedürfnisse weckt.

Hierdurch gelangen wir schnell zur Tiefenpsychologie und der Analyse Seiner-Selbst. Wichtig ist hier v. a. die Empathie für die eigenen aufkommenden Emotionen. Wenn wir anfangen unsere Emotionen zu richten, richten wir uns. Dadurch nehmen wir uns die Chance an unsere tiefen Emotionen und die darunterliegenden Wunden zu kommen. Denn Rosenberg sagt, dass z. B. das Gefühl »Ärger« immer aus einem unerfüllten Bedürfnis heraus entspringt. Hieraus resultiert die Frage, welches Bedürfnis in dieser konkreten Situation nicht erfüllt wurde. Ist das unerfüllte Bedürfnis nicht bekannt, lässt sich nicht nach Möglichkeiten suchen, es zu stillen. Ein erster Schritt hin zur Erfüllung wäre die Mitteilung über unser eigenes Erleben und einer darauf folgenden Bitte.

Warum bin ich ärgerlich …

Während der Visite am Patientenbett übergeht der Oberarzt Dr. Schnell die Gesundheits- und Krankenpflegerin Frau Gründlich und fragt nicht, was ihre Ansicht zum Verlauf des Patienten ist. Frau Gründlich wird ärgerlich. Wichtig ist nun, dass sich die Kollegin bewusst macht, warum sie ärgerlich wird: Ist es das Übergehen an sich? Oder kann sie selber sehr wichtige Informationen zum Patientenverlauf beisteuern, die dem Arzt noch unbekannt sind? Ist es das Bedürfnis, dass es dem Patienten schnell besser geht und er gut therapiert wird? ◄

Rosenberg macht uns Mut, uns selbst Empathie für die eigenen Gefühle zu geben und die Emotionen nicht zu unterdrücken, sondern zu hinterfragen. Wir sind durch die Gesellschaft gewohnt zu funktionieren, sodass wir uns selbst häufig gar nicht mehr wirklich mit allen Emotionen und Bedürfnissen wahrnehmen. Wir betrachten uns selbst als Objekte. Aber Rosenberg möchte uns zurück zu uns Selbst führen, damit die Entscheidungen, die wir treffen Entscheidungen sind, die unsere Lebensqualität und die der Menschen um uns herum wirklich verbessern, weil sie auf wahren Emotionen und Bedürfnissen basieren.

Wir dürfen durch die uns selbst gespendete Empathie lernen, uns selbst zu vergeben, weil wir erkannt haben, warum wir wie gehandelt haben. Wichtig ist hier das Erkennen von unseren Beweggründen: Handeln wir aus dem Wunsch nach Geld, Prestige oder aus Pflicht? Oder handeln wir, weil wir jemanden wirklich etwas Gutes tun wollen; weil wir in diesem Moment sein Bedürfnis erkannt haben und es stillen möchten? Und auf uns bezogen – behandle ich meine Patienten gut und lasse mich emotional auf sie ein, weil ich mir einen Gewinn daraus erhoffe, z. B. Bestätigung, Geld oder Schokolade oder weil ich mich wirklich über die Konversation mit dem Patienten freue und merke, dass diese ihn voranbringt?

Empathie für die eigenen Emotionen und Bedürfnisse sind der Schlüssel, um uns selbst mitzuteilen und uns dann auch dem anderen zu öffnen.

Im Berufsalltag haben wir so oft das Gefühl, keine Wahl zu haben in dem was wir tun. Wir können aber unseren Wortschatz ändern, in dem wir die Worte »ich sollte« oder »ich müsste« aus unserem Wortschatz entfernen, weil sie uns einen Zwang auferlegen, uns vergleichen und richten. Wir dürfen stattdessen lernen frei zu wählen. Niemand muss, sondern er wählt immer zwischen zwei oder mehreren Alternativen und wägt diese ab. Hinter jeder Alternative stecken Konsequenzen und diese können wir dann eigenverantwortlich übernehmen. So können Sie sich fragen, ob Sie heute zum Dienst gehen müssen, aber letztendlich wägen Sie die Entscheidung für den Beruf, die Sie getroffen haben, mit den möglichen Konsequenzen einer Abmahnung oder sogar Kündigung ab. Im Kleinen gesehen ist es vielleicht das Abwägen zwischen der Priorität, ob nun Patient A oder Patient B mobilisiert werden muss, weil der Zeitdruck wieder einmal so groß ist. Aber letztendlich ist es immer eine Wahl, die im Leben getroffen werden muss. Je mehr Empathie wir für uns selber und unsere Entscheidungen haben, umso bewusster leben und interagieren wir und umso weniger Angst haben wir davor, uns anderen Menschen zu öffnen, weil wir uns über uns selbst bewusst sind.

2.4 Deeskalationskonzept ProDeMa®

Nicht immer können Pflegende durch bloße Kommunikation als Einzelperson Situationen entschärfen und somit auch Notfälle der kommunikativen oder psychischen Art konstruktiv lösen. Die Gewaltfreie Kommunikation und das Wissen um Kommunikationsmodelle können eine Einzelperson unterstützen in einer Situation Professionalität und Ausrichtung zu erhalten, dennoch gibt es Situationen, welche für uns zu einem Notfall werden können, da diese eskalieren und es zu Gewaltausbrüchen kommt.

Besonders im Rettungsdienst oder in der psychiatrischen Pflege sind Pflegende häufiger Eskalationen von Gewalt oder kritischen Situationen ausgesetzt, welche einer Feinfühligkeit zur Deeskalation bedürfen. Das Arbeitssicherheit- bzw. Deeskalationskonzept ProDeMa® soll nun als mögliches Konzept vorgestellt werden (vgl. Weissenberger 2020).

Das Konzept muss durch die gesamte Einrichtung bzw. den Arbeitgebenden getragen und verantwortet werden. Es ist keine individuelle Strategie, welche sich eine Einzelperson aneignen kann, sondern umfasst die Zeitpunkte vor, während und nach einer Eskalation. Es bindet das Qualitätsmanagement, Leitbild, Fortbildungswesen sowie die Individualperson ein. Dieses Unterkapitel kann das Konzept nur im Ansatz vorstellen und möchte dringend darauf verweisen, dass die Schulung dieses urheberrechtlich geschützten Konzeptes nur mithilfe einer speziellen Fortbildung umfassend erworben werden kann.

Das Arbeitssicherheitskonzept „Professionelles Deeskalationsmanagement" (ProDeMa®) wurde im Jahr 2002 von Dipl.-Psych. Ralf Wesuls, dem Fachkrankenpfleger für Psychiatrie Thomas Heinzmann sowie Ludger Bringer von der Unfallkasse Baden-Württemberg entwickelt. ProDeMa® ist bereits mehrfach evaluiert worden und ist mittlerweile ein patentiertes, urheberrechtlich geschütztes, umfassendes Präventionskonzept zum professionellen Umgang mit Gewalt im Gesundheits- und Sozialwesen. Es wird in unterschiedlichen Spezialisierungen angeboten, wie z. B. Psychiatrie und Forensik, Rettungswesen, Allgemeinkrankenhäuser und im Umgang mit behinderten Menschen. Bei allen Spezialisierungen werden drei Schwerpunkte gesetzt: Zunächst betrachtet ProDeMa® in wie weit aggressive Verhaltensweisen verhindert oder minimiert werden können. Nachfolgend vermittelt es die Verhinderung von Eskalationen durch eine professionelle Grundhaltung in aggressiven oder gewalttätigen Situationen, sowie spezielle Kommunikationstechniken zur Deeskalation. Als dritter Schwerpunkt schult ProDeMa® schonende Vermeidungs-, Abwehr-, Löse-, Begleit- und Fluchttechniken, um Verletzungen bei zu Pflegenden und dem Personal zu vermeiden.

Leitgedanken des Konzeptes sind, dass jeder Mitarbeitende ein Recht auf einen sicheren Arbeitsplatz hat und somit bestmöglich für Gefahrensituationen geschult sein sollte. Ebenfalls haben Patienten das Recht darauf von Personal betreut zu werden, welches darauf geschult ist, während Anspannungszuständen professionell zu agieren. Dementsprechend hat das Konzept das Ziel jegliche psychischen oder physischen Verletzungen von Personal und Patienten zu vermeiden.

Wie bereits benannt, setzt ProDeMa® zunächst an der Institution selbst an, weswegen es notwendig ist, dass der Umgang mit Aggression und Gewalt im Leitbild, Stationskonzepten und im Qualitätsmanagement betrachtet und verschriftlicht werden. Ebenfalls ist es notwendig die Abläufe und Gepflogenheiten der Institution selbst zu durchleuchten, um Aggressionspotenzial zu minimieren. Ein wichtiger Schritt ist hierbei vorhandene Gefährdungsanzeigen zu analysieren und festzustellen, welche Regeln und Vorgaben Aggressionspotenzial in sich bergen, bzw. als Auslöser gedient haben. In der Literatur wird darauf verwiesen, dass eine Veränderung im Team und Organisation konstruktiv diskutiert werden müssen und ggf. auch kreative Lösungen notwendig sind. Die benannten Maßnahmen gehören zur Deeskalationsstufe 1 „Verhinderung der Entstehung von Gewalt und Aggression". Als weiterer Ansatzpunkt vor einer eigentlichen Eskalation werden in der Deeskalationsstufe 2 „Veränderung der Sichtweisen und Interpretation aggressiver Verhaltensweisen" dem Personal Hilfestellungen gegeben, Aussagen umzuinterpretieren, bzw. anderweitig zu betrachten. Häufig springt eine Person direkt auf Beleidigungen an, da sie sich selbst persönlich angegriffen fühlt, wodurch eine Situation eskaliert. In dieser Stufe wird gelernt,

dass aggressive Worte oder Verhalten auf die inneren Bedürfnisse einer Person hinterfragt und interpretiert werden sollten
– man stellt sich die Fragen, welche innere Not oder welches
unerfüllts Bedürfnis könnte diese Verhaltensweise verursachen
und wie kann diese Situation professionell deeskaliert und konstruktiv verändert werden. Die dritte Deeskalationsstufe ist untrennbar mit der zweiten verbunden, sie ist betitelt mit dem „Verständnis der Ursachen und Beweggründe aggressiver Verhaltensweisen". Hier wird das Motiv, die Intention oder der Auslöser
des Verhaltens interpretiert und ermöglicht somit eine Kontaktaufnahme außerhalb der Aggression, welche die Sitation schlichten kann. Wenn diese drei Stufen beachtet werden, kommt es
seltener zu einem Gewaltausbruch oder aggressivem Verhalten,
deswegen sprechen die Urheber hier von der „Primärprävention"
– Maßnahmen, die vor der eigentlichen Krise umgesetzt werden
und somit Gewalt verhindern.

Die Sekundärprävention mit weiteren drei Stufen befasst sich
mit der Krise, bzw. Eskalation, selbst. In der Deeskalationsstufe
4 „kommunikative Deeskalationstechniken im direkten Umgang
mit hochgespannten Menschen" werden Kommunikationsstategien vermittelt, die eine Entlastung und Lösung der Anspannung
ermöglichen. Dies sind z. B. Validation, Umleitung oder Mitbestimmungsmöglichkeiten. Falls dies nicht zur Entspannung der
Situation beträgt, werden in der Stufe 5 „Schonende Vermeidungs-, Abwehr-, Löse- und Fluchttechniken bei Übergriffen"
erlernt, welche zum Ziel haben, dass sich das Personal in Sicherheit bringen kann – dies sind keine Selbstverteidigungstechniken. Die Schonung von Personal und Patienten mit dem Erhalt
der Würde des Menschen stehen konstant im Mittelpunkt des
Ansatzes. Dies wird vor allem in der folgenden Stufe elementar.
Diese schult schonende Begleittechniken, wie das 4-Stufen-Immobilisationskonzept (4-SIK®). Hierbei werden 4 Abstufungen von Immobilisierungsmöglichkeiten des Patienten erlernt,
welche bei Fremd- oder Selbstgefährdung angewendet werden.
Wichtig ist, dass alle Elemente hierbei die Fixierung von Patienten möglichst vermeiden und im Verlauf sogar das Patienten-Pflege-Verhältnis verbessern sollten, da auf Machtausübung

möglichst verzichtet wird. Fokus ist hierbei den Anspannungszu-
stand des Patienten verbal und körperlich zu minimieren.

Nachdem die Situation deeskaliert ist, greift die Tertiärprä-
vention – die Stufe 7 „Nachsorge und Bearbeitung", in welcher
festgelegte Nachsorgekonzepte etabliert werden, um akute Be-
lastungsreaktionen oder ein posttraumatisches Belastungssyn-
drom beim Personal zu minimieren. Hierzu zählen Verhaltens-
richtlinien und Dokumentationsvorschriften, sowie vor allem die
kollegiale Erstbetreuung (KEB) des Personals zur psychischen
Begleitung.

2.5   Kommunikation auf der Intensivstation

Ein Montag wie jeder andere

Es ist ein Montag wie jeder andere: Auf Ihrer chirurgischen
10-Betten-Intensivstation stehen heute vier Verlegungen und
drei Aufnahmen an. Kurz vor Dienstbeginn ruft eine Kollegin an, dass sie heute wegen hohem Fieber ihres Kindes nicht
zum Dienst kommen kann. Somit sind Sie heute nur vier
Pflegekräfte im Dienst: Thorsten und Nina, beide Fachpfle-
gende mit mehreren Jahren Berufserfahrung, sowie Kim und
Alexandra, welche beide erst seit einem Jahr auf Ihrer Intensivstation tätig sind. In der Morgenvisite wird starker Druck
gemacht, dass die vier Patienten möglichst schnell verlegt
werden sollen. Oberarzt (OA) Dr. Treiber lässt einen seiner
üblichen Sprüche fallen: *»Die Pflege soll sich halt mal ein
wenig beeilen, weniger Kaffee trinken und Reden, und dann
geht das schon.«* Kim weiß in dem Moment nicht wie sie reagieren soll, denn sie ist durch diese verurteilende Aussage
vor den Kopf gestoßen und sprachlos. Während ihr Thorsten
beim Drehen ihres spontanen Patienten hilft, macht sie ihrem
Frust über den Arzt Luft: *»Dieser Treiber wieder, so oft macht
er solche abwertenden Aussagen. Ich dachte der war selber
mal Krankenpfleger; der weiß ja eigentlich was wir hier die
ganze Zeit tun. Was denkt der eigentlich wer er ist?«.* Thorsten reagiert gelassen, denn er arbeitet seit Jahren mit dem OA

zusammen und hat nach mehrfachem Kontrageben und Ansprechen solcher Aussagen eine gute Beziehung zu ihm. *»Dr.
Treiber ist am Anfang immer sehr misstrauisch neuen Kollegen gegenüber, aber sein Ton ist trotzdem nicht richtig.«*. Als
Kim die Bettdecke über den Patienten legen möchte, wird sie
durch Thorsten aufgehalten. Ihm ist aufgefallen, dass sich
durch das Drehen des Patienten plötzlich der Wunddrainage-
beutel mit frischem Blut füllt.

In dem Moment beginnt der Blutdruck des Patienten auf
90 mmHg systolisch zu fallen und die Herzfrequenz steigt auf
145/min an. Sofort ruft Thorsten einen Notfall im Zimmer 2
aus und ruft nach dem Arzt. Kim starrt den Patienten und den
Monitor an, geht ein paar Schritte zurück und schaut Thorsten verängstigt und fragend an. Thorsten beginnt zu instruie-
ren. *»Hol mir sofort Nina dazu und bring die Notfallmedikamente aus dem Kühlschrank mit.«* Der Stationsarzt Dr. Müller
kommt hinzu und überblickt die Lage: Er schickt sofort Kim
erneut los, damit sie kristallines Volumen, die 4 vorhandenen
Erythrozytenkonzentrate, Tranexamsäure, 2 g Fibrinogen und
2000 IE PPSB richtet, und weist sie an, in der Blutbank 15
FFP's und 10 Notfall-EK's anzufordern. Während er zusätzlich OA Treiber verständigt, soll Nina sich um das Kreislauf-
managementmanagement kümmern und den Blutdruck durch
Katecholamine bei einem MAP von 60 mmHg stabil halten. Parallel nimmt sie eine Blutgasabnahme (BGA) ab und
schickt Alexandra mit dieser zur Analyse. Thorsten appliziert
dem Patienten O_2 über eine Maske. Nina beginnt mit der Ge-
rinnungsfaktorenapplikation und   Blutdruckstabilisierung,
aber die Blutung des Patienten nimmt stetig weiterhin zu: Der
Drainagebeutel muss gewechselt werden und der zweite Beutel beginnt sich zügig zu füllen. Dr. Müller hat mittlerweile
die EK's angehängt und Kim soll diese mit Druck in den Patienten drücken.

Der Patient wird zunehmend tachyarrythmischer und
springt dann in eine VT um. Der Blutdruck fällt weiter auf
60 mmHg systolisch, Dr. Müller weist die sofortige Adrena-
lingabe an, befiehlt Alexandra das Notfallteam anzurufen und
beginnt mit der Herzdruckmassage. Thorsten übernimmt die

Maskenbeatmung des Patienten. Nina appliziert 1 mg Adrenalin und bestätigt die Gabe: *»1 mg Adrenalin appliziert.«*.

Dr. Treiber kommt hinzu und erkennt den Ernst der Lage.
Er stellt eine Indikation zur Not-OP bei Indikatorblutung und
telefoniert sofort mit dem OP. Daraufhin schnauzt er Kim an,
warum sie nicht schon längst den Defibrillator geholt hat, sie
würde doch hoffentlich sehen, dass der Patient eine VT hätte.
Kim rennt schleunigst los und holt zornig den Defibrillator.

Dr. Müller verteilt die Aufgaben erneut: Nina soll nach der
Defibrillation 300 mg Amiodaron applizieren und dann alle
4 min die Gabe von Adrenalin wiederholen. Zudem soll sie
alle 2 min die Rhythmuskontrolle ausrufen. Thorsten wird
dem neu hinzugekommenen Anästhesisten vom Notfallteam
bei der Maskenbeatmung und der folgenden Intubation assistieren. Kim wird die weiteren vier Notfall-EK's (Blutgruppe
0) und sechs FFP's mit Druck dem Patienten zuführen. Alexandra übernimmt souverän das Richten für den Transport,
der Akten für den OP und richtet neue Notfallmedikamente
und das Infusionsmanagement für Nina. Die Notfallteampfle-
gekraft Lukas übernimmt die mechanische Reanimation und
Defibrillation und wechselt sich nach erfolgter Intubation mit
Thorsten ab.

Nach ca. 30 min Reanimation und mehrfacher Defibrillation, erfolgreicher Intubation und Massentransfusion sowie
Gerinnungsoptimierung, kann der Kreislauf des Patienten mit
einem Adrenalinperfusor soweit stabilisiert werden, dass er in
den OP transportiert werden kann. Thorsten bittet das Pflegeteam und die Ärzte zur kurzen Nachbesprechung der Situation, welche alle begrüßen, nur OA Treiber blockt die Nachbesprechung ab und sagt: *»Mit Gerede kommt man auch nicht
weiter und das ist doch sinnlos.«* und verlässt die Station. ◄

2.5.1 Analyse der Stationssituation

Die Situation auf Station ist von Stress geprägt, da Personalmangel durch Krankheit vorherrscht. Die Besetzung der Schicht ist
fachlich trotzdem noch adäquat, da zwei erfahrene Fachkräfte

mitarbeiten. Durch die Morgenvisite und den Verlegungsdruck wurde der Stress zusätzlich erhöht und die Aussage des OA gegenüber der jungen Kollegin drückt die Stimmung der Kollegin sehr. Sie ist unachtsamer und frustriert. Trotz des Stresses wird einander geholfen und das Klima der Pflegepersonen untereinander lässt es zu, dass man Frust aussprechen kann. Aufgrund des Stresses und anderen möglichen nichterwähnten Ursachen, wird dieser Frust aber nicht in Personalräumen thematisiert, sondern vor dem 0Patienten, welcher spontan atmend, wach und aufnahmefähig ist.

2.5.2 Analyse der Patientensituation

Der Patient von Kim erleidet eine Indikatorblutung über seine einliegende Wunddrainage. Zu Beginn ist der Patient spontan atmend, muss gelagert werden und befindet sich nach dem Blutungsereignis im Schock bei einem RR von 90 mmHg und einer Herzfrequenz von 145/min. Der Patient wird zunehmend kreislaufinsuffizient bis hin zur ventrikulären Tachykardie und im Rahmen dessen beatmungspflichtig. Letztendlich wird er ca. 30 min reanimiert und mehrfach defibrilliert, benötigt viele Blut- und Gerinnungsprodukte bei hohem Blutverlust und muss notoperiert werden.

2.5.3 Analyse der Teamsituation im Notfall

Kim
Kim ist ein Berufsanfänger mit einem Jahr Erfahrung. Ihre nonverbale Kommunikation (zurücktreten und fragend blicken/starren) macht deutlich, dass sie mit der Notfallsituation des Patienten überfordert ist. Zudem ist ihr, u. a. durch ihre Fokussierung auf die Abwertung durch OA Treiber, die Indikatorblutung nicht aufgefallen. Durch die Aufgabenverteilung durch Dr. Müller erlangt sie Sicherheit und kann wieder agieren. Sie organisiert die Blutprodukte und Notfallmedikamente, beginnt das

Volumenmanagement und übernimmt das Transfusionsmanagement mit Richten und Verabreichen der Notfallblutprodukte.

Thorsten

Thorsten ist ein langjährig erfahrender Kollege, welcher souverän in der Notfallsituation agiert. Er erkennt trotz Stress und Ablenkung die Indikatorblutung sofort und löst die Alarmkette aus. Er übernimmt bis zur Ankunft des Arztes im Zimmer die Führung und instruiert Kim mit den ersten Aufgaben. Zudem erkennt er, dass mehr Unterstützung in der Situation notwendig ist. Folgend verabreicht er dem Patienten Sauerstoff und übernimmt die Maskenbeatmung bis der Anästhesist vom Notfallteam hinzukommt, welchen er bei der Intubation unterstützt. Nach der erfolgten Sicherung des Atemwegs durch den Tubus wechselt er sich mit dem Kollegen bei der mechanischen Reanimation ab.

Dr. Müller

Ein Stationsarzt, welcher sofort mit der Strukturierung der Situation beginnt und eindeutige Handlungsanweisungen weitergibt. Er verteilt die Aufgaben klar: Er instruiert Kim mit genauen Anweisungen zum Gerinnungsmanagement und übergibt ihr hierzu die Verantwortung. Zudem vertraut er Nina das Kreislaufmanagement mit dem Zuspritzen von Medikamenten nach klaren Zielvorgaben (MAP-Zielwert) an und erkennt frühzeitig, dass aufgrund der Patientensituation ein OA hinzugezogen werden sollte. Im weiteren Verlauf behält er die Teamleiterrolle, instruiert und strukturiert die Situation durch die Verbalisierung des ALS-Algorithmus.

Nina

Nina ist wie Thorsten eine erfahrene Pflegekraft. Sie wird durch Kim hinzugerufen und nimmt dann ihren Platz an den Zugängen des Patienten ein: Sie kümmert sich um BGA's und um das Zuspritzen der Medikamente und Gerinnungssubstanzen. Zudem meldet sie die Gaben der Medikamente kurz zurück. Zusätzlich bekommt sie die Aufgabe vom Teamleiter die Zeiten des Algorithmus zu verbalisieren und die Situation somit zu strukturieren.

Dr. Treiber
Dr. Treiber hat sich vom Krankenpfleger zum Oberarzt weiterge-
bildet. Er wird durch Dr. Müller zur Situation hinzugerufen und
erkennt auch sofort das Problem der OP-Indikation und klärt dieses mit dem OP. Die weiteren Handlungen sind aber von einem
abfälligen Ton und mehrdeutigen Aussagen geprägt, vor allem
der jungen Kollegin gegenüber. Er arbeitet aber in der Situation
ansonsten nicht mit. Zudem äußert er sich abfällig über den Vor-
schlag einer Nachbesprechung und verlässt die Station.

Alexandra
Alexandra ist ebenso wie Kim eine junge Kollegin, dennoch
scheint sie sicherer im Umgang mit Notfallsituationen zu sein.
Sofort nach dem Hinzukommen übernimmt sie die »Springer-
funktion« und analysiert die BGA's, setzt den Notruf an das Notfallteam ab, und richtet die Akten und die Geräte für den Transport in den OP. Zudem sorgt sie vor, in dem sie Nina zuarbeitet:
Sie richtet Infusionen und neue Notfallmedikamente, um so den
Ablauf der Situation zu verbessern.

Notfallteam
Das Notfallteam wird erst relativ spät informiert, sodass die
Aufgabenverteilung schon steht und sie von Dr. Müller zugeteilt werden. Die Alarmierung des Teams hätte frühzeitiger geschehen können, um die Aufgabenverteilung von Beginn an zu
entzerren. Nach Ankunft des Teams wird dem Anästhesist sofort
Thorsten an die Seite gestellt, welcher ihm assistieren soll und
der Notfallteampfleger wird durch Thorsten nach der Intubation
durch das Wechseln bei der Herzdruckmassage entlastet.

2.5.4 Analyse der Kommunikationssituation

Initial scheint auf Station eine gute Zusammenarbeit und Kommunikation im pflegerischen Team zu herrschen. Kim kann gegenüber ihrem Kollegen Thorsten Missmut äußern, der diesen
wahrnimmt und versucht Kim zu besänftigen. Er stellt seine eigene Sicht dar, solidarisiert sich mit Kim und wertet sie nicht ab;

er beschreibt lediglich ihren Status als Berufsanfänger, der Dr. Treiber höchstwahrscheinlich zum Misstrauen anregt und bestätigt aber trotzdem ihre Sicht, dass das Kommunikationsverhalten des Oberarztes nicht positiv war, ebenso hat er sich offenbar schon an den Ton des Arztes gewöhnt. Anscheinend braucht OA Treiber immer einfach nur eine klare Grenze, die durch das Gegenüber gesetzt wird, indem Kontra gegeben wird, oder auch negative Äußerungen angesprochen werden. Diese Erfahrung hat Kim jedoch nicht und steht somit an ganz anderer Interpretationsstelle, wie Thorsten. Später schnauzt Dr. Treiber Kim erneut an. Dr. Treiber lebt die sachlichen Anweisungen, die er eigentlich im professionellen Rahmen geben sollte, vollkommen auf der Beziehungseben aus: Er generalisiert die Pflegenden und stempelt sie als Kaffeetrinker und Klatschpersonen ab und wertet seine Aussage Kim würde doch hoffentlich sehen, dass der Patient eine VT hätte, mit dem Wörtchen »hoffentlich« enorm. Dieses kleine Wort macht u. a. den Unterschied: Es kann implizieren, dass Kim schon häufig etwas nicht gesehen hat und somit jetzt nun vielleicht endlich dieses Problem wahrnimmt – hoffentlich. Ob OA Treiber heute einen schlechten Tag, oder wirklich etwas gegen Berufsanfänger hat, oder sich vielleicht über ein solches abwertendes Verhalten zu profilieren versucht, wird nicht ganz klar. Vielleicht lebt er ein geringes Selbstwertgefühl durch das Dominieren der Pflegenden aus – vielleicht ist er ein »Machtmensch« und kommandiert gerne Personen herum. Vielleicht ist er aber auch einfach peinlich an ein Erlebnis in seinem Leben als Pfleger erinnert, in welcher er nicht erkannt hatte, dass ein Patient eine lebensbedrohliche VT hatte und diese Last trägt er heute noch mit sich herum? Kim hingegen reagiert anders: Sie wird eher stumm und kommuniziert dem OA gegenüber durch ihr zorniges Auftreten eher nonverbal und verbalisiert ihren Ärger alleinig dem Teamkollegen gegenüber.

Positiv hingegen ist jedoch die kurze und knappe, aber dennoch sichere Kommunikation von Dr. Müller. Durch seine klare Kommunikation erhält die Situation eine Übersicht. Durch seine Anweisungen, dass Nina den Algorithmus der Reanimation verbalisieren und die Rhythmuskontrollen ansagen soll, hilft er dem Team sich selbst zu strukturieren. Die Kommunikation mit den außenliegenden Bereichen, wie z. B. mit der Blutbank und dem OP, wird zügig eingeleitet und durchgeführt, somit kommt es zu keinen Missverständnissen zwischen den Funktionsbereichen. Auch das später informierte Notfallteam fügt sich zügig in das bestehende Teamgefüge ein. Das restliche Pflegeteam bringt sich aktiv in diese Struktur mit ein, fügt sich in die Teamrollen und kommuniziert die eigene Aktivität (geschlossene Kommunikation), z. B. *»1 mg Adrenalin appliziert.«*. Der Wunsch von Thorsten zu einer Nachbesprechung, einem sog. Debriefing, wird vom Team sehr gerne angenommen und nur vom OA abgelehnt. Gerade im Bereich des Debriefings hätten das Kommunikationsverhalten des gesamten Teams kurz angesprochen werden können und Missverständnisse aus dem Weg geräumt werden können – ohne diese Nachbesprechung mit allen Beteiligten geht Kim nun ganz anders an die nächste Situation und v. a. eine Notfallsituation mit Dr. Treiber heran.

Durch eine grundsätzliche Änderung der Kommunikationskultur im interdisziplinären Team, angelehnt an die gewaltfreie Kommunikation nach Rosenberg, hätte Dr. Treiber einfach wertfrei sagen können, warum er diesen Spruch zu Beginn der Situation fallen ließ. Bei einer offenen Gesprächskultur hätte in der Morgenvisite ein kurzes Ansprechen der Situation stattfinden können, der OA hätte sich vielleicht auch einfach entschuldigt, dass ihm dieser Satz herausgerutscht ist, oder Kim hätte den Mut und keine Angst gehabt die Übertretung durch diesen Satz anzusprechen.

Häufig beginnt eine Änderung alleinig durch das Öffnen einer kleinen Gruppe von Personen, die wertschätzend mit den eigenen Empfindungen und dem Umgang mit dem Anderen umgehen möchten. Die den Mut haben, Verletzungen zuzugeben und anzusprechen und die letztendlich dazu beitragen, dass jeder Kollege mehr sich selbst auf der Arbeit sein kann. »Man kann nicht nicht kommunizieren« (Watzlawick 2011) und letztendlich ist Kommunikation in allem, was wir Tag täglich miteinander tun. Setzten Sie den Vorsatz um ab Morgen »über Ihre Kommunikation, ihre Intentionen und Interaktionen nachzudenken«, »nicht ins Blaue heraus zu sprechen«, sondern ihre Kommunikation im Team und miteinander ganz klar zu lenken. Versuchen Sie es und Sie werden spüren, dass es etwas verändert.

Literatur

Klippert H (2007) Kommunikationstraining. Belz, Weinheim

Röhner J, Schütz A (2020) Psychologie der Kommunikation. 3 Aufl. Springer, Heidelberg

Rosenberg MB (2013) Gewaltfreie Kommunikation. 11 Aufl. Junfermann, Paderborn

Schulz von Thun F (2010) Miteinander Reden 1. 48 Aufl. Rowohlt Taschenbuch, Reinbeck bei Hamburg

Tewes R (2023) »Wie bitte?« Kommunikation in Gesundheitsberufen. 3 Aufl. Springer, Heidelberg

Watzlawick P (2011) Man kann nicht nicht kommunizieren. Huber, Bern

Weissenberger G (2020) Professioneller Umgang mit Gewalt und Aggression: das Präventionskonzept ProDeMa. Psychotherapie im Dialog 21:74–78. Georg Thieme Verlag. Stuttgart

Definitionen und Ethik

3

Zusammenfassung

Im vorliegenden Kapitel wird die Notfallsituation von unterschiedlichen Perspektiven definiert und personentechnische Dimensionen aufgezeigt. Ebenso findet eine Betrachtung der ethischen Prinzipien bei der Patientenversorgung statt. Folgend wird auf den Patientenwillen eingegangen und wie dieser in einer Notfallsituation zu erheben sein kann. Zudem wird die Kommunikation auch unter den rechtlichen Gesichtspunkten dargestellt. Neben einigen juristischen Gesichtspunkten, die sich aus den Bereichen der Gesetzgebung ergeben, wird insbesondere auf die Delegation ärztlicher Maßnahmen und deren Dokumentation eingegangen.

3.1 Definitionen[1]

Definiert nicht jeder Mensch für sich, wann eine Situation sich um einen »Notfall« handelt? Ist ein Notfall nicht meist eine subjektive Einordnung, weil eine Person die Priorität und Dringlichkeit für eine Behandlung bzw. Beseitigung der Problematik

---

[1] Von Julia Weißgerber.

festlegt? Um überhaupt auf eine gemeinsame Ebene zu kommen, ist es wichtig, dass Begrifflichkeiten definiert werden. In der Literatur ist nur schwer eine einheitliche Definition über den Begriff »medizinischer Notfall« zu finden.

So definiert sich ein medizinischer Notfall nach dem klinischen Wörterbuch Pschyrembel Online (2022) als:

> Akuter, vital bedrohlicher klinischer Zustand durch Störung der Vitalfunktionen oder Gefahr plötzlich eintretender, irreversibler Organschädigung infolge eines Traumas, einer akuten Erkrankung oder einer Intoxikation.

Nach dieser Definition eines Notfalls entspricht eine Situation nur dann einem Notfall, wenn ein lebensbedrohlicher Zustand oder die Gefahr von Organschädigungen vorhanden ist. Als Vitalfunktionen bezeichnet werden Funktionen des Körpers, welche die Lebensvorgänge des Organismus erhalten. Hierbei stehen die Atmung, die Herz-Kreislauf-Funktion sowie die Hirnfunktion im Fokus. Diese sollen in einem notfallmedizinischen Setting vorrangig überprüft und gesichert werden. Wie genau das stattzufinden hat, kann in Kap. 5 vertieft werden. Als Vitalfunktionen »zweiter Ordnung« werden der Wasser- und Elektrolythaushalt, der Säure-Basen- und Wärmehaushalt sowie die Nierenfunktion benannt (vgl. Pschyrembel Online 11.2022).

Diese Definition fungiert auf einer physischen Ebene; sie bewertet einen Notfall anhand der ausgefallenen oder gestörten Funktion eines oder mehrerer Organe und nimmt nicht auf psychische Situationen Bezug (Abb. 3.1).

In der Medizin handelt es sich bei einem »Notfall« immer um eine kritische Situation für einen Menschen. Badke-Schaub beschreibt eine kritische Situation als eine Phase innerhalb eines Gesamtprozesses. Diese Phase richtet, je nachdem wie entschieden wird vorzugehen, den Gesamtprozess entweder positiv oder negativ aus. Sie verdeutlicht diese Phase als Weichenstellung, in der v. a. eine inhaltliche Entscheidung höchste Priorität hat, um die Weiche korrekt für den Patienten stellen zu können (vgl. Badke-Schaub 2002). Somit betont sie den Entscheidungsprozess innerhalb einer kritischen Situation, als elementar, um

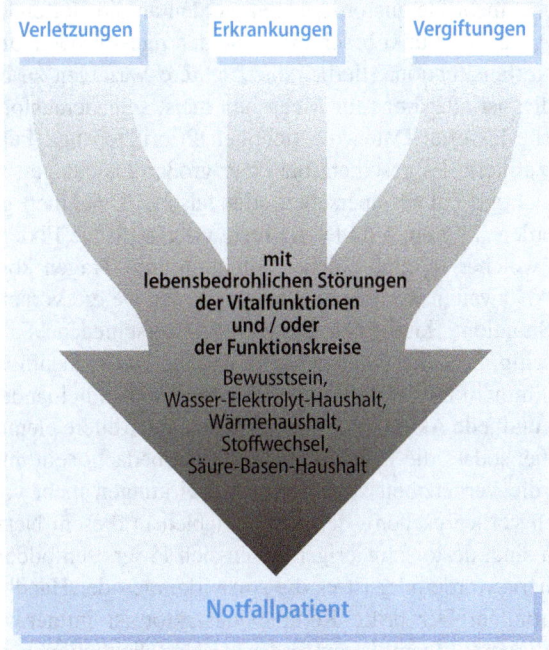

Abb. 3.1 Definition »Notfallpatient«. (Aus: Gorgaß et al. (2007) Das Rettungsdienst-Buch. Springer, Berlin Heidelberg)

einen weiteren Prozess einzuschlagen. Hier wird die Perspektive v. a. auf die Eingreifenden gerichtet, welche mit der Entscheidungsfindung konfrontiert sind, und auf die Situation an sich als bedeutende und folgenschwere Situation für den Betroffenen.

Mitchell und Everly (2002) definieren einen Notfall anhand von Kennzeichen, die aus dem Blickwinkel des Betroffenen ersichtlich sind: Notfälle treten plötzlich auf, sind meistens von kurzer Dauer und wirken überraschend. Durch das Auftreten ist der Betroffene unvorbereitet und auch überwältigt von der Intensität, welche der Notfall hat (Lasogga und Gasch 2011).

Pierre und Hofinger (2020) beschreiben die fünf Komplexitätsmerkmale nach Weyer und Schulz-Schaeffner 2009. Je mehr davon zutreffen, desto komplexer ist der Notfall zu behandeln

und desto mehr Herausforderungen werden an die Helfenden gestellt. Als ersten Punkt beschreiben sie den meist großen Umfang
einer Notfallsituation. Hierbei sind mehrere Variablen zu beachten – dies ist allerdings für Menschen meist sehr herausfordernd
in einer Masse an Daten die richtigen Prioritäten und Faktoren
herauszufiltern. Es geschieht bei einer großen Datenlage schnell,
dass wichtige Fakten übersehen oder falsche Annahmen getroffen werden. In Kap. 4 findet sie hierzu den typische Fixierungsfehler, welcher in einer solchen Situation zum Tragen kommen
kann. Als zweiten Komplexitätsfaktor nennen sie die Vernetztheit
einer Situation. Häufig beeinflussen sich verschiedene Faktoren
gegenseitig, z. B. die Vorerkrankung und die Umfeldbedingungen
verschlimmern die Akutsituation. Faktoren sind miteinander ver-
knüpft und jede Aktion hat Auswirkungen auf weitere elementare
Bereiche, sodass die Handlungsschritte gut bedacht sein müssen.
Durch die Vernetztheit sind häufig Auswirkungen nicht vollum-
fänglich vorherzusehen – je mehr Variablen in diesem Netz vorhanden sind, desto schwieriger lassen sich Prognosen bilden und
desto herausfordernder ist es die Auswirkungen der Handlungen
zu beurteilen. Der dritte Komplexitätsfaktor ist immer wieder
für das ganze Team herausfordernd. Notfallsituationen haben
meistens eine starke und schnelle Eigendynamik und können
sich trotz der bestmöglichsten Kontrolle und Behandlung unvorhergesehen weiterentwicklen, unabhängig von der Handlung der
Helfenden. So verändern sich bereits Parameter oder Situationen,
während das Team noch am Agieren ist und stellt es vor die Herausforderung flexibelst zu handeln und die notwendige Handlung
unter Zeitdruck und ohne vollständige Informationen anzupassen.
Der vierte Komplexitätsfaktor ist eng an den vorangehenden ge-
bunden. Die Auswirkungen der Handlungen werden meist erst
zeitverzögert sichtbar, somit überlappen sich einzelne Maßnahmen und die Veränderung der Situation ist meist nicht alleinig auf
eine Handlung zurückzuführen. Als letzter Komplexitätsfaktor
benennen die Autoren die Irreversibilität der Situation. Es ist häufig nur rein enges therapeutisches Fenster zur Handlung vorhanden, sodass der Druck korrekt zu handeln enorm hoch ist.

All die benannten Definitionen lassen sich bündeln und als
folgende Definition eines medizinischen Notfalls formulieren:

▶ **Notfall** Ein Notfall ist eine plötzlich auftretende, die betreffende Person überraschende und überwältigende Situation, welche letztlich mit einem lebensbedrohlichen Ausfall von Organfunktionen gekennzeichnet ist und mit Gesundheitsschäden einhergehen kann. Dies kann sowohl organischer als immer häufiger psychiatrischer/sozialer Ursache geschuldet sein. Innerhalb dieser Notfallsituation liegt eine Priorität auf einer zügigen Entscheidungs- und Handlungsfindung, um die Möglichkeit des Überlebens zu erhöhen und die Reduktion von längerfristigen Gesundheitsschäden zu erreichen.

Im Bereich des Rettungsdienstes ist es zudem aufgrund der unterschiedlichen Zuständigkeiten notwendig zu unterscheiden, ob ein rettungsdienstlicher Notfall, ein Massenanfall von Verletzten oder eine Katastrophe vorliegt (Wetsch et al. 2014):

- Ein rettungsdienstlicher Notfall besteht, wenn einzelne Menschen vital bedroht sind oder eine entsprechende Gefährdung vorliegt und die Situation individuell durch den regionalen Rettungsdienst zu bewältigen ist. Diese Situation kann, wie auch schon die Definition besagt, durch einen normalen Notarzt und Rettungsdienst abgedeckt werden.
- Bei einem Massenanfall von Verletzten (MANV), sind viele Menschen gleichzeitig vital bedroht und können nicht mehr mit den Mitteln des regionalen Notfalldienstes versorgt werden. Bei einem Massenanfall von Erkrankten (MANE) besteht ebenso ein Missverhältnis zwischen Helfenden und Betroffenen. Hier bedarf es eine Koordination durch einen leitenden Notarzt und den organisatorischen Leiter Rettungsdienst, da die notwendigen personellen Ressourcen bereitgestellt und hinzugezogen werden müssen. Diese bestehen in der Regel aus sogenannten Schnell-Einsatz-Gruppen (SEG) oder Einsatzeinheiten (EE). Es werden je nach Struktur und übernommenen Aufgaben verschiedene Arten von Schnelleinsatzgruppen unterschieden:

- **SEG/EE Rettungsdienst**
  Oftmals dienstfreie Angestellte des Rettungsdienstes; es gibt
  aber auch rein ehrenamtliche Gruppen. Zum Einsatz kommen
  dienstfreie Fahrzeuge des Rettungsdienstes (RTW/KTW)
- **SEG Sanität**
  Einheit des erweiterten Rettungsdienstes, in der Regel aus eh-
  renamtlichen Kräften gebildet. Zum Einsatz kommen neben
  Fahrzeugen des Rettungsdienstes, auch solche mit denen der
  Transport von Geräten (Zelte, Licht, Kommunikationstechnik,
  Sanitätsmaterial) als auch der Abtransport der Patienten mög-
  lich ist (Gerätewagen/KTW4, Arzttruppwagen)
- **SEG Betreuung**
  Schnelle Bereitstellung von Unterkünften und Verpflegung
  für unverletzt Betroffene eines Unglücks. Hierbei erfolgt die
  Unterkunft und Einrichtung nach regionalen Strukturen und
  Möglichkeiten in Zelten, aber auch in Turnhallen etc.
- **SEG Führungsunterstützung**
  Unterstützt den Leitenden Notarzt (LNA) und den Organisa-
  torischen Leiter (OrgL) technisch und personell bei der Einsatzleitung. Sofern weitere Organisationen/Fachdienste hin-
  zukommen (Bergrettung/Feuerwehr/Technisches Hilfswerk)
  spricht man auch von der technischen Einsatzleitung (TEL).

Wenn sehr viele Menschen vital bedroht sind, wie z. B. bei
einem Erdbeben, sodass die Situation nicht mehr mit den regionalen und überregionalen Mitteln zu bewältigen ist, nennt man
das eine Katastrophe. Diese wird durch den Katastrophenschutz
koordiniert und mit den unterschiedlichen Organisationseinhei-
ten, wie z. B. Technisches Hilfswerk etc., ausgeführt. Spätestens
diese Situation erfordert den Einsatz eines Krisenstabs, zu welchem politische Verantwortliche/Amtsträger hinzugezogen werden.

3.2 Ethik[2]

Im Zusammenhang mit Notfallsituationen müssen bestimmte Dinge betrachten werden, die sich durch eine solche Situation auf den Betroffenen aber auch auf die Eingreifenden auswirken. Häufig stehen wir als Eingreifende vor den Fragen, wo die ethischen Grenzen einer Therapie sind und welche Lebensqualität der Patient dadurch hat. Diese Fragen gewinnen zunehmend an Priorität. So beschäftigt sich auch das elfte Kapitel in den neuen ERC-Leitlinien mit dem Thema Ethik (Bossaert et al. 2015).

Die Versorgung eines Patienten innerhalb und natürlich auch außerhalb einer Notfallsituation sollte nach folgenden Grundprinzipien der Ethik erfolgen (Salomon 2012):

Einen sehr hohen Stellenwert hat die patientenzentrierte Versorgung und Entscheidungsfindung. Das bedeutet, dass die Autonomie des Patienten gewährleistet sein sollte: Die Wünsche des Betroffenen, sofern sie bekannt sind, sollen beachtet und umgesetzt werden und die Entscheidung über den Fortgang der Notfallsituation sollte innerhalb des behandelnden Teams und den Patienten oder dem-Wunsch-des-Patienten-bekannten Angehörigen, getroffen werden. Das »Prinzip der Patientenautonomie« besagt u. a., dass der Patient ausreichend aufgeklärt sein muss, um ein Verständnis für seine Situation und die Folgen dieser entwickeln zu können. Jede Handlung sollte in Hinblick auf und dem Respekt gegenüber der Freiheit des Individuums zu treffen sein – der Wunsch und die Entscheidung eines Patienten müssen beachtet und respektiert werden. Der Patient ist somit Mittelpunkt des Entscheidungsprozesses hinsichtlich seiner Therapie.

Durch das »Prinzip der Gerechtigkeit und des gleichberechtigten Zugangs« wird vorausgesetzt, dass jeder Mensch, egal welchen sozialen Status dieser besitzt, die gleiche Anwendung von Ressourcen zur Behandlung einer Notfallsituation erhält. Dies bekräftigen die Grundrechte des Menschen aus dem Grundgesetz:

---

[2] Von Julia Weißgerber.

- Artikel 1.1 »Die Würde des Menschen ist unantastbar«,
- Artikel 2.2. »Jeder hat das Recht auf Leben und körperliche Unversehrtheit« und
- Artikel 3.1. »Alle Menschen sind vor dem Gesetz gleich« sowie
- Artikel 3.3. »Niemand darf wegen seines Geschlechtes, seiner Abstammung, seiner Rasse, seiner Sprache, seiner Heimat und Herkunft, seines Glaubens, seiner religiösen oder politischen Anschauungen benachteiligt oder bevorzugt werden. Niemand darf wegen seiner Behinderung benachteiligt werden«.

Gerade bei einem MANV stellt sich die Frage, wie in einem solchen Falle Gerechtigkeit zu verstehen ist: Wer wird als erstes versorgt und warum? Hierzu sind folgende Hintergründe zu verstehen: Innerhalb des Prinzips der Gerechtigkeit wird nach vier unterschiedlichen Grundsätzen unterschieden:

- Gleichheit,
- Effizienz,
- Freiheit und
- Solidarität.

Die Medizin legt ihren Handlungsschwerpunkt auf das Gleichheitsmodell und das Solidaritätsmodell: jeder Patient hat den gleichen Zugang zu den Ressourcen und Therapiemöglichkeiten (Gleichheit) und die Behandlung der Schwerstkranken steht im Vordergrund, um das Überleben zu sichern (Solidarität). Innerhalb eines MANV geschieht die Umsetzung des Solidaritätsmodells anhand der Triage, in der durch verschiedenfarbige Sichtungskarten die vitale Bedrohung der Patienten kategorisiert und somit die Behandlungspriorität des Einzelnen gekennzeichnet wird.

Nach dem »Prinzip der Schadensvermeidung« ist es die Aufgabe der Entscheidungsträger abzuwägen, ob die Interventionen, die aufgrund des Notfalls anstehen, dem Patienten zum Nutzen sind. Hier sollten Risiken und Vorteile gegenübergestellt und dem Patienten und dessen Angehörigen klar kommuniziert werden, v. a. wenn eine Situation aussichtslos ist. Aussichtslos ist eine Situation dann, wenn nur minimale Chancen auf ein qualitativ gutes Überleben vorliegen. So definiert der Weltärztebund (World Medical Association, WMA) eine aussichtslose Behandlung als eine Therapie, »die keinen vernünftigen Grund für Hoffnung auf Wiederherstellung oder Besserung bietet« und von der »der Patient dauerhaft keinen Nutzen erwarten kann« (Bossaert et al. 2015). Die Pflicht der Schadensvermeidung ist in Notfallsituationen häufig eine negative/passive Pflicht bzw. eine Unterlassungspflicht, da wir häufig durch sie aufgefordert werden, etwas zu unterlassen und eine Therapie einzustellen.

Das »Prinzip der Fürsorge« grenzt sich von dem Prinzip der Schadensvermeidung in der Hinsicht ab, dass es eine aktive Pflicht ist – eine Pflicht des Helfens oder eine Tugendpflicht. Gerade diese beiden Prinzipien, Schadensvermeidung und Fürsorge, führen häufig zu dem Zwiespalt, in dem wir in Notfallsituationen stehen. Das Prinzip der Fürsorge setzt in uns den Wunsch frei, den Patienten mit allen Mitteln zu therapieren. Das Prinzip der Schadensvermeidung lässt uns innehalten und fragen, ob es wirkliche Fürsorge für den Patienten ist, ihm die massiven Folgeschäden nach einer aussichtslosen Notfallsituation mit erfolgter Reanimation etc. zuzumuten.

Nach der Klärung der Grenzfragen in dem Notfallhandeln, stellen wir uns oft die Frage, welche Lebensqualität ein Patient nach einer Notfallsituation durch seine Folgeschäden hat. Doch die eigentliche Frage ist »Was ist überhaupt Lebensqualität?« und »Woran kann ich Lebensqualität festmachen?«.

Lebensqualität beinhaltet laut der WHO-Group 1995:

> die subjektive Wahrnehmung einer Person über ihre Stellung im Leben in Relation zur Kultur und den Wertesystemen in denen sie lebt und in Bezug auf ihre Ziele, Erwartungen, Standards und Anliegen.

Diese Definition drückt aus, dass Lebensqualität eine subjektive Wahrnehmung eines Menschen auf sein eigenes Erleben ist, wenn der Mensch mit seiner Umwelt interagieren kann und seine selbstgesetzten Ziele und Erwartungen ausleben und erleben darf. Betonung liegt hier auf der Subjektivität – und diese können wir als Hinzukommende innerhalb einer Notfallsituation mit einem unbekannten Betroffenen nicht einschätzen. Die Medizin spricht mittlerweile von der »gesundheitsbezogenen Lebensqualität«, in der mehrere Faktoren Anklang finden: Die subjektive Wahrnehmung des Patienten, was für ihn Gesund und Krank bedeutet, die Bewertung der Funktionsfähigkeit und des eigenen Wohlbefindens, sowie die sozialen Faktoren wie das soziale Umfeld und das Rollenverständnis der Person in seinem sozialen Konstrukt.

Somit ist es unsere Aufgabe in der Klinik möglichst im Therapieverlauf festzustellen, was Lebensqualität und Überleben in Bezug auf bestimmte Notfallsituationen für unseren Patienten bedeutet. Angehörige können mit einbezogen werden, um den Willen des Patienten zu ermitteln und ein Verständnis für die subjektive Wahrnehmung der Lebensqualität des Patienten zu bekommen.

Was hätte sie gewollt

Nach einem Motorradunfall wird die 41-jährige Wibke Scholz polytraumatisiert in die Klinik eingeliefert. Da die Patientin analgosediert, intubiert und beatmet ist, lässt sich der Patientenwille nicht so einfach erfassen. Da der lange Intensivaufenthalt mit Höhen aber auch Tiefen, wie z. B. einer Oberschenkelamputation und beginnendem Multiorganversagen, verbunden ist, sodass eine Prognose nicht abgegeben werden kann, werden im Verlauf mit den Angehörigen Fragen erörtert, wie: »*Wie wichtig ist ihrer Angehörigen ihre Funktionalität – sowohl im physischen Bereich (Beweglichkeit) als auch im psychischen (soziale und emotionale Interaktion mit Menschen)?*« und »*Welche Bedeutung hat ihre Rolle innerhalb der Familie und des Umfelds und kann sie mit der Rollenveränderung umgehen?*«. »*Wie stark würde sich ihre Rolle verändern und wie kann ihr geholfen werden, die Veränderung zu erfassen und anzunehmen? Oder benötigt Frau Scholz »nur« Zeit oder professionelle Hilfe, um mit der Rollenveränderung und Funktionsveränderung umgehen zu können? Wo sind ihre eigenen Grenzen bezüglich der Lebensqualität*

– und in wieweit verändern sich diese im Therapieverlauf?«.
Im Verlauf dieser Gespräche wird klar, dass Frau Scholz mit
der veränderten Rolle klar kommen wird und es wird die Entscheidung zur »Maximaltherapie« getroffen. ◄

Um einiges schwieriger als in der Klinik, ist es bei einem außerklinischen Notfalls einschätzen zu können, was für den Betroffenen Lebensqualität und Überleben bedeutet, denn die Person ist meistens eine völlig fremde. Hier wird nach dem Vorsatz
der mutmaßlichen Einwilligung gearbeitet, bei welcher davon
ausgegangen wird, dass der Patient leben möchte und die komplette lebensrettende Behandlung wünscht (Schneider et al.
2010). So wird generell zunächst z. B. bei einem Herzstillstand
mit der Reanimation begonnen und unter laufender Reanimation Informationen eingeholt und Fakten geklärt, die dazu führen
könnten, die Reanimation abzubrechen. Um dem Willen des Patienten Folge zu leisten, ist es wichtig seinen Willen adäquat zu
erheben. Dies kann durch unterschiedliche Art und Weise erfolgen (Salomon 2012):
Bei einem kontaktfähigen und entscheidungsfähigen Patienten ist der aktuell geäußerte Patientenwille als Behandlungs-
wegweiser zu sehen. Dieser ist wiederum unter den Grundsätzen
der Ethik, wie v. a. der erfolgten Aufklärung des Patienten und
dessen Verständnis für die Situation und Handlungsmöglichkeiten (Prinzip der Autonomie), zu bewerten. Sobald der Patient die
Äußerungen betreffend des Behandlungswunschs oder -verzichts
getroffen hat, sind diese bindend und gelten auch dann, wenn der
Patient im weiteren Verlauf entscheidungsunfähig wird.
Ist der Patient nicht mehr entscheidungsfähig, wird von dem
mutmaßlichen Patientenwillen ausgegangen. Hierbei geht man
davon aus, wie der Patient entscheiden würde, wäre es ihm
jetzt noch möglich sich zu äußern. Im Bürgerlichen Gesetzbuch
(BGB) § 1901a Abschn. 3.2 wird erklärt, dass der mutmaßliche
Patientenwille anhand von bestimmten Anhaltspunkten zu erheben ist: Frühere mündliche oder schriftliche Äußerungen, ethische, religiöse oder andere Wertvorstellungen. Die Gefahr der
Erhebung des mutmaßlichen Patientenwillens ist immer die,

dass Wertvorstellungen und Ansichten Dritter den Willen des Patienten verschatten können. Somit ist die Erhebung des mutmaßlichen Patientenwillens eine sehr anspruchsvolle Aufgabe. Leider ist es manchmal unmöglich den eindeutigen Patientenwillen festzustellen und so steht das behandelnde Team vor der schwierigen Aufgabe, alle beteiligten Personen, Vertreter des Patienten und Angehörige, in den Entscheidungsprozess einzubinden. Auch hier definiert § 1901a Abschn. 3.2 im BGB diesen Kreis der Personen: So sollen nahen Angehörigen, sonstigen Vertrauenspersonen des Betreuten Gelegenheit zur Äußerung gegeben werden, wenn dadurch keine erhebliche Verzögerung der Entscheidung entsteht. Hilfreich ist hier zudem ein Ethikkonsil oder eine ethische Fallbesprechung des Patienten, wo über den mutmaßlichen Willen, die Prognose und Therapiemöglichkeiten beratschlagt wird. Meistens wird bei Unstimmigkeiten von dem Grundsatz »in dubio pro vita« ausgegangen, der zu einer Verpflichtung lebenserhaltender Maßnahmen führt.

Eine sichere Methode den Willen eines Patienten bezüglich der Lebensqualität wahrzunehmen, ist das Beachten einer Patientenverfügung. Die Patientenverfügung ist seit 2009 im § 1901a im BGB geregelt. Sie ist eine schriftliche Festlegung von bestimmten Behandlungen oder Unterlassen von Behandlungen, die dann zu befolgen sind, wenn sie auf die aktuelle Lebens- und Behandlungssituation zutreffen. Der Patient muss zum Zeitpunkt der Verschriftlichung einwilligungsfähig und volljährig sein. Die Patientenverfügung ist solange bindend, egal in welchem Krankheitsstadium sich der Patient befindet, bis der Patient entweder verstirbt, oder sie vom wiederum einwilligungsfähigen Patienten widerrufen wird. Das Außerkraftsetzen der Patientenverfügung kann formlos geschehen. Trotzdem müssen in jeder Situation Erkundigungen eingezogen werden, ob die Patientenverfügung noch dem Patientenwillen entspricht und ob sie konkret auf die aktuelle Situation anwendbar ist.

Anhand einer Vorsorgevollmacht kann ein noch entscheidungsfähiger und volljähriger Mensch eine Person bestimmen, welche in bestimmten Bereichen für ihn handlungsfähig ist. Im Bereich der »Gesundheitssorge und Pflegebedürftigkeit« ist meist eine Person bestimmt dann die Vollmacht zu übernehmen, wenn der Vollmachtgeber selbst nicht mehr entscheidungsfähig ist. Wichtig ist hier zu wissen, dass eine erteilte Vorsorgevollmacht Vorrang gegenüber einer gesetzlichen Betreuung hat, außer es gibt berechtigte und angefochtene Beanstandung, sog. »Missbrauchskontrolle«, an dem gesetzlichen Betreuer. Ein gesetzlich rechtlicher Betreuer kann beim Betreuungsgericht verfügt werden. Wenn ein solcher Betreuer vorliegt, ist der Betreuer der Entscheidungsbevollmächtigte.

3.3 Rechtliche Aspekte der Kommunikation[3]

Bei der täglichen Versorgung unserer Patienten sind wir mit einer Vielzahl von Kommunikationspartnern im Dialog. Dabei werden in den meisten Fällen Informationen ausgetauscht, die der Festlegung einer Behandlung und Therapie, z. B. deren Ziele dienen. Besonderen Stellenwert erfährt hier die Anordnung und Delegation ursprünglich ärztlicher Aufgaben. Dabei ist es zunächst einmal nebensächlich, ob es sich hierbei um eine Medikamentenapplikation, einer Anordnung zur Fixierung, oder der Delegation einer Maßnahme, wie z. B. das Legen einer Venenverweilkanüle handelt. Derzeit finden wir außerdem in vielen »ärztlichen« Assistenzberufen eine gesellschaftliche und gesetzliche Neuordnung, die das eigene Berufs- und Rollenverständnis verändert. So findet in den Pflegeberufen derzeit eine Differenzierung der Intensivfachpflege und eine Akademisierung der Pflege statt, die neue Berufsbilder zur Folge hat. Beispielsweise seien hier die Studiengänge B.Sc. Intensivpflege, B.Sc Intensiv- und Anästhesiepflege, sowie die Ausbildungen zum Anästesietechnischen oder Operationstechnischen Assistenten (ATA/OTA) genannt. Zusätzlich erfährt die Tätigkeit der Fachpflegekräfte für Intensivmedizin eine Ausweitung der Handlungsfelder. Diese gehen z. T. weit über die Inhalte der Weiterbildung

---

[3] Von Uwe Hecker.

der Fachpflege hinaus (DIVI), deren Weiterbildungsinhalt in den Landesverordnungen geregelt ist.

Auch das Berufsbild des »Notfallsanitäter«, das am 01.01.2014 in Kraft trat und zuletzt am 19.07.2023 geändert wurde[4], spiegelt diesen Wandel an die Erfordernisse wieder. So differenziert das Notfallsanitätergesetz (NotSanG) in § 4 Ausbildungsziel, einmal in eigenverantwortliche Aufgaben und zum weiteren in Aufgaben innerhalb der Mitwirkung durch den Notfallsanitäter. Welche Maßnahmen im Bereich des Rettungsdienstes und der Intensivpflege delegierbar sind – oder auch nicht – regeln die Empfehlungen und Tätigkeitskataloge der einzelnen Fachgesellschaften und Berufsverbände. Auf diese Hintergründe wird später näher Bezug genommen. Es gibt aber auch eine Reihe von Gesetzen, die den Umgang mit sicherer Kommunikation regelt.

3.3.1 Schweigepflicht und Datenschutz

Keine Neuordnung einer europäischen Regelung hat wohl in den letzten Jahren für soviel Schlagzeilen und Aufsehen gesorgt und hat dabei gleichzeitig in sovielen Bereichen Einfluss genommen wie die der Datenschutzgrundverordnung (DSGVO) vom 25.05.2018. Dabei ersetzt die Verordnung die aus dem Jahr 1995 stammende Richtlinie 95/46/EG zum Schutz natürlicher Personen bei der Verarbeitung personenbezogener Daten zum und zum freien Datenverkehr. Gemeinsam mit der Richtlinie (EU) 2016/680 für den Datenschutz in den Bereichen Polizei und Justizbildet die DGSVO den gemeinsamen Datenschutzrahmen in der Europäischen Union. Darüber hinaus ist sie seit dem 20. Juli 2018 auch in den NICHT-EU-Staaten des Europäischen Wirtschaftsraumes (EWR) geltendes Recht.[5]

---

[4] NotSanG - Gesetz über den Beruf der Notfallsanitäterin und des Notfallsanitäters* (gesetze-im-internet.de) Abruf vom 13.11.2023; 20:31.

[5] Datenschutz-Grundverordnung – Wikipedia Abruf vom 13.11.2023, 20:59.

Eine Vielzahl von Gesetzen regelt die pflegerische Schweigepflicht:

- Grundgesetz (GG),
- Strafgesetzbuch,
- Sozialgesetzbücher,
- Bundesdatenschutzgesetz,
- Tarifverträge.

So stellt z. B. § 203 StGB die unbefugte Weitergabe von Privatgeheimnissen (»Schweigepflicht«) durch Pflegende oder Ärzte als Angehörige der Heilberufe, aber auch anderer Berufsgruppen, unter Strafe. Eine Verletzung dieser wird mit Freiheitsstrafe bis zu einem Jahr oder mit einer Geldstrafe bestraft. Hierunter fallen:

- Name, Befunde und sonstige Daten eines Patienten,
- Angaben zum Aufenthalt in der Einrichtung oder zu seiner Behandlung,
- Äußerungen des Patienten.

Die Schweigepflicht gilt auch gegenüber Behörden, z. B. der Polizei. Die im Rahmen der Behandlung erhobenen Informationen dürfen nur Weitergegeben werden wenn:

- Die bewusste Einwilligung des Patienten vorliegt, z. B. die Weitergabe der Patientendaten zur Abrechnung an die Kostenträger, oder im Rahmen eines Arzt- oder Pflegeverlegungsbriefs zur Weiterbehandlung in einer anderen Abteilung bzw. Klinik.
- Die mutmaßliche Einwilligung des Patienten, im Rahmen einer Bewusstlosigkeit, wenn dies dazu dient die Rechte des Patienten zu wahren. Beispielsweise im Verlauf der Abwicklung eines Verkehrsunfalls, erfolgt die Datenweitergabe häufig an die Polizei.
- Im Rahmen einer Güterabwägung, wenn z. B. die Weitergabe der Daten einem höherem Interesse als des dem Patienten an der Geheimhaltung dient, bzw. einer Gefahren- oder

Schadensabwehr für Leib und Leben des Patienten oder
Dritter. Dies gilt auch bei Verdacht einer Wiederholung einer
Straftat, z. B. im Rahmen einer Kindesmisshandlung.

- Im Falle einer Offenbarung bei, bestehender gesetzlicher Verpflichtung, z. B. Weitergabe der Daten im Rahmen melde-
  pflichtiger Erkrankungen nach dem Bundesseuchengesetz, bei
  der Anzeige bevorstehender Verbrechen und bei der Verpflichtung zur Aussage vor Strafgerichten oder der Staatsanwalt-
  schaft, dürfen ebenso Informationen weitergegeben werden
  (Flake und Hoffmann 2011).

Die im Rahmen der Behandlung bei einem Patienten ermittel-
ten Daten stellen Sozialdaten gemäß § 67 SGB X dar, welche
nicht unbefugt erhoben, verarbeitet oder genutzt werden dürfen.
Diese Daten dürfen nur an Personen weitergegeben werden, die
unmittelbar an der Versorgung des Patienten beteiligt sind und
ebenso der Schweigepflicht unterliegen. Demgegenüber steht
die Verpflichtung des Patienten, alle Tatsachen anzugeben, die
für die Leistung erheblich sind, und auf Verlangen des zuständi-
gen Leistungsträgers der Erteilung der erforderlichen Auskünfte
durch Dritte zuzustimmen, die die an seiner Versorgung beteiligten Berufsgruppen für eine sach- und fachgerechte Versorgung
benötigen (§ 60 SGB I).

3.3.2 Persönlichkeitsrecht

Zweck des Bundesdatenschutzgesetzes und der Datenschutzge-
setze der Bundesländer ist es, den Einzelnen davor zu schützen,
dass dieser durch den Umgang mit seinen personenbezogenen
Daten in seinem Persönlichkeitsrecht beeinträchtigt werden
kann. Personenbezogene Daten sind Einzelangaben über persönliche oder sachliche Verhältnisse einer bestimmten oder be-
stimmbaren natürlichen Person (Betroffener), die es ermöglichen, auch bei nicht namentlicher Nennung dieser, diese anhand
der vorliegenden Daten zu identifizieren.

In der Praxis zeigt es sich immer wieder, dass Gespräche
(Visiten, Übergabegespräche) über Patienten auf den Fluren

stattfinden, oder wenn sich Besucher anderer Mitpatienten im Zimmer aufhalten. Solche Gespräche sollten unbedingt vermieden werden. Angehörige und mobile Patienten sollten während der Zeit der Visite in einem Aufenthaltsraum warten.

3.3.3 Führungs- und Handlungsverantwortung

Die tägliche Versorgung unserer Patienten sowohl im Rettungsdienst als auch in der Klinik, erfordert die Übernahmen ärztlicher Aufgaben durch nichtärztliches Personal. Dies gilt auch für die Notfallversorgung von Patienten die häufig einen frühzeitigen Einsatz, invasiver und damit eigentlich dem Arzt vorbehaltenen Maßnahmen, durch nichtärztliches Personal erfordern. Beides erfordert eine gewissenhafte und lückenlose Kommunikation und Dokumentation.

Um die Relevanz dieses Themas zu verstehen hilft ein Einblick in das vom »Deutsches Institut für angewandte Pflegeforschung e. V.« veröffentlichte Pflege-Thermometer 2012, welches sich mit der Situation der Pflege und der Patientenversorgung auf Intensivstationen befasst (Abb. 3.2, 3.3 und 3.4). Dabei wird zum einen die Überschneidung des ärztlichen und pflegerischen Handlungsbereichs deutlich, zum anderen spiegelt es die Rolle der Pflege wieder, welche bereits heute ein hohes Mitbestimmungsrecht (Position 8) genießt.

Die drei Abbildungen zeigen deutlich, wie wichtig es ist, sich als Team zu verstehen und entsprechende Absprachen zu treffen. Für Patienten im Rettungs- und Notarztdienst konnten Flake u. Hoffmann bereits 2011 feststellen, dass über 50 % aller Notfalleinsätze in Deutschland ohne Notarzt durchgeführt werden. Dabei muss das Rettungsfachpersonal oft aus der Not heraus handeln und lebenserhaltende invasive Maßnahmen ergreifen. Dabei gilt der Grundsatz die beste und wirksamste Hilfe entsprechend dem Ausbildungs- und Kenntnisstand und seiner Fertigkeiten dem Patienten zu Teil werden zu lassen.

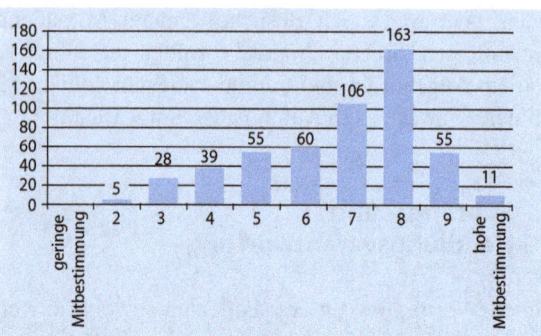

Abb. 3.2 Einschätzung zur Mitbestimmung in Absolutangaben. *»Bitte beurteilen Sie auf einer Skala von 1 bis 10, wie hoch Sie die Mitbestimmung der Pflegenden bei medizinisch-pflegerischen Entscheidungen der Patientenversorgung insgesamt auf Ihrer ICU einschätzen.«* (Mod. nach: Isfort et al. (2012): Pflege-Thermometer2012. Eine bundesweite Befragung von Leitungskräften zur Situation der Pflege und Patientenversorgung auf Intensivstationen im Krankenhaus. Herausgegeben von: Deutsches Institut für angewandte Pflegeforschung e. V. (dip), Köln. Online verfügbar unter https://www.dip.de/)

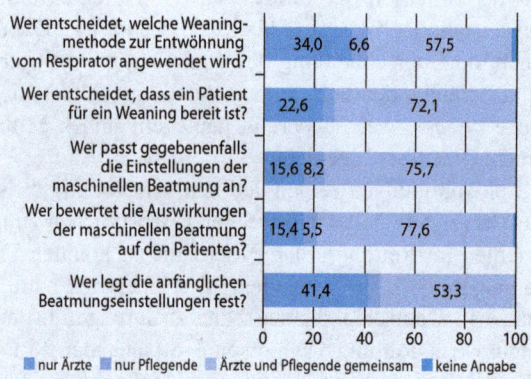

Abb. 3.3 Einschätzung zur Entscheidung über Beatmungsfragen in Prozent. (Quelle: Isfort et al. (2012): Pflege-Thermometer2012. Eine bundesweite Befragung von Leitungskräften zur Situation der Pflege und Patientenversorgung auf Intensivstationen im Krankenhaus. Herausgegeben von: Deutsches Institut für angewandte Pflegeforschung e. V. (dip), Köln. Online verfügbar unter https://www.dip.de/

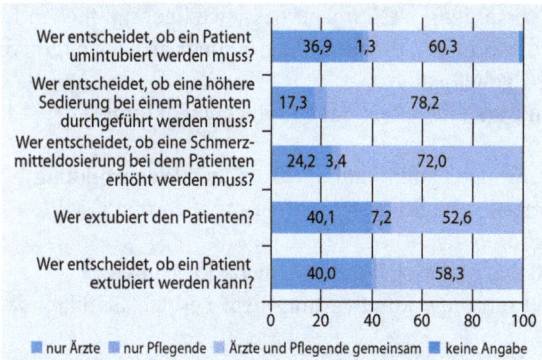

Abb. 3.4 Einschätzung zur Entscheidung und Durchführung von Therapie-entscheidungen in Prozent. (Quelle: Isfort et al. (2012): Pflege-Thermome-ter2012. Eine bundesweite Befragung von Leitungskräften zur Situation der Pflege und Patientenversorgung auf Intensivstationen im Krankenhaus. Herausgegeben von: Deutsches Institut für angewandte Pflegeforschung e. V. (dip), Köln. Online verfügbar unter https://www.dip.de/

Organisations- und Handlungsverantwortung

Hilfreich sowohl für den ärztlichen und nichtärztlichen Bereich sind auch Regelungen durch den Arbeitgeber, der im Rahmen seiner Organisationsverantwortung für die Patientenversorgung Verantwortung trägt. Hierzu zählt auch die Personalauswahl.

Die Mitarbeiter müssen daher für die jeweilige Aufgabe in den unterschiedlichen Arbeitsbereichen qualifiziert sein. Eine Arbeitsplatz-, Stellen- oder Tätigkeitsbeschreibung kann nicht nur helfen, Konflikte im Vorfeld zu klären. Sie kann auch dabei hilfreich sein, Mitarbeiterzufriedenheit, Wertschätzung, Respekt und Patientenzufriedenheiten einen guten Nährboden zu bereiten und „Kompetenzgerangel" im Vorfeld abzuwenden. Davon abgesehen sollte es in Zeiten der Ressourcenknappheit und des Personalmangels selbstverständlich sein jegliches zur Verfügung stehendes Personal nicht unterhalb der Qualifikation und Berufung arbeiten zu lassen. Diese Ordnungen und Strukturen zu schaffen ist Aufgabe der GESCHÄFTSFÜHRUNG! Lediglich die schriftlich fixierte Handlungsdelegation im Bereich der

Notfallversorgung ist Aufgabe des jeweiligen ärztlichen Leiters, wobei diese nicht Abteilungsintern sondern Hausintern für alle Bereiche gelten sollte. Grundsätzlich gelten jedoch folgende Faktoren:

- Die formale Qualifikation (=Aus- und Weiterbildung),
- materielle Qualifikation (Erfahrung, Schulung, MPG Einweisungen),
- zeitliche, materielle und personelle Ressource,
- Durchführungsverantwortung liegt bei der ausführenden Person.

Je größer eine mögliche Gefährdung des Patienten durch eine delegierte Tätigkeit besteht, in desto geringerem Maße kann diese Tätigkeit vom Arzt delegiert und von der Assistenzperson durchgeführt werden. Dies gilt insbesondere für invasive Notfalltechniken.

Mündliche Anordnungen
Besonders häufig werden mündliche Anordnungen als konfliktbehaftet empfunden. Diese sind grundsätzlich möglich und gehören häufig zum Klinikalltag. Sie findet aber auch im Rettungsdienst, über Projekte wie ärztlich besetzte Leitstellen, »Telenotärzte«, oder durch einen bereits anfahrenden Notarzt (über Funk), Einzug in die Präklinik. Ihre exakte Dokumentation ist unabdingbar und gibt beiden Seiten Sicherheit!

Hierzu empfiehlt sich die Anwendung der 6-R-Regel:

- richtiger Patient,
- richtige Maßnahme,
- richtiger Dosierung,
- richtige Applikation,
- richtiger Zeitpunkt,
- richtige Dokumentation.

Eine sorgfältige Dokumentation ist die Voraussetzung für die richtige Medikamentenverabreichung und die Durchführung einer sonstigen Maßnahme. Sie dient auch zur Überprüfung der ärztlichen Anordnung hinsichtlich der entsprechenden Maßnahmen. Dabei wird die Indikation mit den aktuellen Symptomen des Patienten abgeglichen. Nach der Durchführung wird dieser Vorgang mit Handzeichen, Datum und Uhrzeit dokumentiert, ggf. mit weiteren Anmerkungen zu Reaktion und Wirkung. Dazu gehört auch das Vermerken einer ausgefallenen oder nichtdurchgeführten Anordnung (z. B. war der Patient zu einer oralen Medikamenteneinnahme nicht in der Lage oder hat die Verabreichung abgelehnt). Kommt es im Nachhinein zu einer Konfliktsituation, in welcher der anordnende Arzt behauptet, die von der Pflegekraft durchgeführte Dokumentation sei fehlerhaft, trifft ihn für diese These die Beweislast (Kirchberg 2012).

Delegation von Tätigkeiten
Eine Delegation von Tätigkeiten kann erfolgen wenn:

- Die Tätigkeit nach ärztlichem Stand delegierbar ist.
- Der Patient seine Einverständnis erklärt hat.
- Die durchführende Person über das nötige Wissen und Können sowie über die notwendigen Mittel zur Durchführung verfügt.
- Das persönliche Eingreifen des Arztes nicht erforderlich ist.
- Eine Dienstanweisung des Arbeitgebers dem nicht entgegen steht.

Der anordnende Arzt ist im Rahmen seiner Führungsverantwortung verantwortlich für:

- die Indikationsstellung der Maßnahme,
- vollständige, fachlich richtige und korrekte Anordnung,
- Einwilligung des Patienten,
- Eignung der Maßnahme zur Delegation (Grad der Invasivität, spezielle Ausbildung notwendig),
- ausreichende Qualifikation des Durchführenden (Kenntnisse, Erfahrung) sowie
- Überwachung der Durchführung.

Die Verantwortung des nichtärztlichen Personals besteht in:

- einwandfreier und sorgfältiger Durchführung,
- Hinweis auf tatsächliche Qualifikation,
- bei Zweifeln an der korrekten Ausführbarkeit muss die Delegation abgelehnt werden.

Die Ablehnung einer Delegation muss erfolgen:

- Wenn diese gegen das Strafgesetzt verstößt und daher rechtswidrig ist.
- Wenn diese erkennbar falsch ist und mit einer Patientenschädigung einher geht.
- Wenn die Durchführung dem jeweiligen Mitarbeiter unmöglich ist, da dieser die Maßnahme nicht ausreichend sicher beherrscht (**Cave:** Ausbildungs- und Qualifikationsstand).

Maßnahmen der Delegation haben ein hohes Konfliktpotenzial, evtl. Konfliktgespräche sollten aber keinesfalls vor dem Patienten oder seiner Angehörigen stattfinden. Pauschale Regelungen im Umgang mit der Delegation für alle nichtärztlichen Mitarbeiter in einem Arbeitsbereich sind in der Praxis – sowohl innerklinisch als auch im Rettungsdienst – wenig praktikabel und bieten neuen Diskussionsbedarf.

Welche Maßnahmen sind delegierbar
Bereits 1975 hat der Bundesgerichtshof (BGH) entschieden, dass der Arzt an qualifiziertes, nichtärztliches Personal Maßnahmen delegieren kann, wenn diese Tätigkeit nicht dem Arzt eigene Kenntnisse und Kunstfertigkeiten voraussetzt (Az.: VI ZR 72/74).[6] Die DIVI benennt als berufsgruppenübergreifende Organisation unter der Voraussetzung, dass das Intensivpflegepersonal den Fachpflegestandart vorweist, folgende Maßnahmen als delegierbar (DIVI und BDA 2007):

---

[6] Delegation ärztlicher Leistungen an nichtärztliches Personal: Möglichkeiten und Grenzen (aerzteblatt.de) Abruf vom 13.11.2023; 21:41h.

- die technische Durchführung der ärztlich angeordneten Infusionstherapie und parenteralen Ernährung durch liegenden Venenkatheter,
- die Durchführung einer künstlichen Ernährung (Sondenernährung) nach Plan,
- die Bedienung und Überwachung von Infusions- und Injektionspumpen,
- die Bedienung und Überwachung von Respiratoren, Dialysegeräten u. a. Medizingeräten,
- die Bronchialtoilette bei intubierten und tracheotomierten Patienten,
- die Durchführung einer bettseitigen Aerosolbehandlung bzw. Beatmungsinhalation,
- die Blutzuckereinstellung mittels eines Insulinperfusors nach vorgegebenen Protokollen bzw. ärztlicher Maßgabe,
- die Applikation ärztlich verordneter Basismedikationen,
- das selbstständige Anlegen peripher venöser Zugänge,
- die Anlage arterieller Gefäßzugänge,
- Dokumentationsaufgaben.

Bereits im Jahr 2012 werden – laut Umfrage unter Leitenden Pflegefachkräften – die Entscheidungen nur in geringem Anteil allein von Ärzten entschieden! Sei dies dabei ob ein Patient umintubiert werden muss (36,9 %), ob ein Patient extubiert werden kann (40,0 %), oder ob die Analgosedierung in der Dosierung angepasst werden muss (24,2 %, bzw. 17,3 %). Nach Einschätzung der Befragten, werden die Entscheidungen überwiegend durch Ärzte und Pflegepersonal gemeinsam getroffen. Es sind keine Einzelfälle mehr, wenn Intensivpflegekräfte in 61,7 % über die Beimischung von O_2 in der Dauerbeatmung, in 30,3 % über die Höhe des PEEP und in 29,5 % über die Umlagerung eines Patienten in die Bauchlage entscheiden![7] Die Umfrage lässt

---

[7] Isfort M, Weidner F, Gehlken D (2012) Pflege-Thermometer 2012. Eine bundesweite Befragung von Leitungskräften zur Situation der Pflege und Patientenversorgung auf Intensivstationen im Krankenhaus. Herausgegeben: Deutsches Institut für angewandte Pflegeforschung e. V. (dip) Köln, http://www.dip.de.

nicht erkennen, wodurch diese Entwicklung bedingt ist. Es liegt aber die Vermutung nahe, dass gerade die Nichteinhaltung der empfohlenen Standards der DIVI für die Personalausstattung von Intensivstationen (noch immer) nicht umgesetzt ist und hier der ebenso vorherschende ärztlicher Personalmangel durch Pflegekräfte kompensiert wird. Hierfür würde auch sprechen das Pflegepersonal idR länger auf Intensivstationen verweilt als der Großteil der Ärzte in der Rotation.

Analog hierzu gibt es auch einen Katalog »Invasive Maßnahmen durch Notfallsanitäterinnen und -sanitäter« welcher vom Deutscher Berufsverband Rettungsdienst e. V. (DBRD) herausgegeben wurde. Hier werden neben der Maßnahme auch die Indikationsstellung und die Ausbildung empfohlen. Basierend auf das unter § 4 Abs2 des Notfallsanitätergesetz (NotSanG) genannte:

> … eigenständiges Durchführen von heilkundlichen Maßnahmen, die vom ärztlichen Leiter Rettungsdienst oder entsprechend verantwortlichen Ärztinnen und Ärzten bei bestimmten notfallmedizinischen Zustandsbildern und -situationen standardmäßig vorgegeben, überprüft und verantwortet werden.

Dazu gehören:

- i.v. Zugang,
- intraossärer Zugang,
- extraglottischer Atemweg,
- Laryngoskopie plus Magillzange,
- NIV – CPAP,
- Anlage von Tourniquet bzw. pneumatischer Blutsperre,
- Beckenschlinge,
- achsengerechte Immobilisation mit Extension,
- Thoraxpunktion,
- manuelle Defibrillation,
- Kardioversion,
- externe Schrittmacheranlage,
- Geburtsbegleitung,

- Umgang mit tracheotomierten Patienten (einschl. Wechsel der Trachealkanüle),
- tief endobronchiales Absaugen.

Somit gibt es in den Berufen der Pflege als auch derer im Rettungsdienst große Schnittmengen zwischen den Kompetenzen der Ärzte und der nichtärztlichen Berufsgruppen, Kompetenzen also, die im Sinne einer optimalen Patientenversorgung bei beiden Berufsgruppen nötig sind und Eingang in die Weiterbildung finden sollten.

In der täglichen Praxis werden häufig ärztliche Maßnahmen an nichtärztliches Personal delegiert. Dies stellt auch immer wieder die Frage für Rettungsassistenten, Notfallsanitäter und Pflegepersonal, welche Maßnahmen nun wirklich durchgeführt werden dürfen. Dies hängt zum einen von den Handlungsempfehlungen der Fachgesellschaften ab, zum anderen ist es häufig eine Entscheidung des Gewissens. In dem Wort Gewissen steckt aber auch das Wort Wissen und das ist entscheidend. Wer im Notfall, die richtige und geeignete Maßnahme zur richtigen Zeit am richtigen Patienten durchführt, wird kaum Angst vor arbeits- oder strafrechtlichen Maßnahmen haben müssen. Neben der ausreichenden Erfahrung in der Durchführung einer Maßnahme sei hier als wichtigster »Eigenschutz« eine ausreichende Selbstreflektion genannt.

- Wie oft habe ich die Maßnahme schon durchgeführt?
- Beherrsche ich die Maßnahme, die ich durchführen will?
- Gibt es eine weniger invasive Maßnahme, die das gleiche Ziel hat?
- Ist die vitale Gefährdung wirklich so ernst?
- Empfehlungen die Fachgesellschaften die Delegation?
- Welche weitere Konsequenzen bzw. Therapien ermöglicht die Maßnahme und bin ich mit den Behandlungsleitlinien vertraut?

Grundsätzlich sind unter den Bedingungen eines vitalen Notfalls keine experimentellen Erstversuche, zuvor nie erlernter oder trainierter Maßnahmen durchzuführen!

Nur wer diese Fragen mit ausreichender Sicherheit für sich ausmachen kann, sollte im Notfall invasive Maßnahmen oder Therapieoptionen außerhalb seines Kompetenzbereichs durchführen.

Pflegepersonal darf, laut Bundesärztekammer ärztliche Maßnahmen nur dann übernehmen, wenn nicht die Gefahr besteht, ein Übernahmeverschulden zu begehen, sollte aus der Hilfeleistung ein Schaden resultieren. Im BGB § 630h Abs. 4 heißt es:

> War ein Behandelnder für die von ihm vorgenommene Behandlung nicht befähigt, wird vermutet, dass die mangelnde Befähigung für den Eintritt der Verletzung des Lebens, des Körpers oder der Gesundheit ursächlich war.

Ein Übernahmeverschulden liegt z. B. vor, wenn das Pflegepersonal, weiß bzw. wissen müsste, dass es die delegierte Aufgabe nicht kompetent übernehmen kann.

___

... Ich probier das mal ...

Zurück zur Schülerin Paula Schmitt aus Kap. 1. Frau Dr. Sommer: »*Venöser Zugang!*«. Anders als im Beispiel nimmt sich die Schülerin die notwendigen Materialien und legt einen Zugang, wohl wissend, dass sie das noch nie gemacht hat. Es klappt auch erstaunlich gut, aber anders als von Frau Dr. Sommer gewünscht, liegt der Zugang arteriell. Die Folgen der intraarteriellen Punktion und einer ggf. intraarteriellen Gabe von Medikamenten durch Paula Schmitt müsste sie tragen, da sie ein Übernahmeverschulden eingegangen ist. ◄

Letztlich bieten auch die Empfehlungen der Fachgesellschaften keine 100 %ige Rechtssicherheit, da es sich zum einen »nur« um Empfehlungen handelt, zum anderen jeder von uns eine andere Berufserfahrung mitbringt und es sich im Streitfall immer um Einzelfallentscheidungen handelt. Jedoch wird ein Patient selten Grund zur Klage finden, wenn die Maßnahmen korrekt und erfolgreich durchgeführt wurden und keine Folgeschäden daraus resultierten. Ebenso werden die meisten ärztlichen Kollegen für kompetente Unterstützung dankbar sein. Notfallversorgung lebt entscheidend von der Teamarbeit!

Literatur

Badke-Schaub P (2002) Kritische Situationen als Analyseeinheit komplexer Handlungen. In: Trimpop R (Hrsg) Psychologie der Arbeitssicherheit und Gesundheit. Asanger, Heidelberg Kröning

Lippert FK, Raffay V, Bossaert L et al (2010) Ethik der Reanimation und Entscheidungen am Lebensende. Notfall Rettungsmed 13:7373–7744

Flake F, Hoffmann B (2011) Leitfaden Rettungsdienst, 5. Aufl. Elsevier, München

http://www.divi.de/empfehlungen/pflegekompetenzen.html. Zugegriffen: 26. Apr 2016

https://www.gesetze-im-internet.de/stgb/__203.html. Zugegriffen: 15. Febr 2016

https://www.gesetze-im-internet.de/sgb_1/__60.html. Zugegriffen: 15. Febr 2016

https://www.gesetze-im-internet.de/bundesrecht/bdsg_1990/gesamt.pdf. Zugegriffen: 15. Febr 2016

http://www.dip.de/fileadmin/data/pdf/projekte/Pflege_Thermometer_2012.pdf. Zugegriffen: 15. Febr 2016

https://www.bda.de/docman/alle-dokumente-fuer-suchindex/oeffentlich/empfehlungen/605-aerztliche-kernkompetenz-und-delegation-in-der-intensivmedizin/file.html. Zugegriffen: 14. Juni 2016

http://www.gesetze-im-internet.de/notsang/BJNR134810013.html. Zugegriffen: 14. Juni 2016

http://www.dbrd.de/images/aktuelles/2014/Anlage_3_-_Ma%C3%9Fnahmenkatalog.pdf. Zugegriffen: 14. Juni 2016

Knipfer E, Kochs E (2012) Klinikleitfaden Intensivpflege, 5. Aufl. Elsevier, München

Lasogga F, Gasch B (2011) Notfallpsychologie. Springer, Berlin Heidelberg

Pschyrembel W (2014) Klinisches Wörterbuch. De Gruyter, Berlin Boston

Salomon F (2012) Praxisbuch Ethik in der Intensivmedizin. MWV, Berlin

Schneider T, Wolcke B, Böhmer R (2010) Taschenatlas Notfall & Rettungsmedizin. Springer, Berlin Heidelberg

Wetsch WA, Hinkelbein J, Spöhr F (2014) Kurzlehrbuch Anästhesie, Intensivmedizin, Notfallmedizin und Schmerztherapie. Thieme, Stuttgart

Die Kommunikation in einer Extremsituation

4

Zusammenfassung

In diesem vorliegenden Kapitel werden kommunikativ herausfordernde Situationen des Gesundheitswesens, wie der Stress, das Auftreten von Fehlern, der Schlüsselfaktor Faktor Mensch, aber auch die Problematik der Hierarchie und des Autoritätsgradienten, sowie die horizontale Feindseligkeit angesprochen und deren Hintergründe und Entstehungen beleuchtet.

4.1 Stress, Fehler und der Faktor Mensch[1]

Stress

In manchen Berufen fragt man sich vielleicht *»Stress, was ist das!?«,* aber in der Pflege, im Rettungswesen und in der Medizin fragt man sich häufig eher *»Stress!? Wann habe ich mal keinen?«.* Dieser Stress kann durch verschiedenste Stressoren ausgelöst werden.

Stressoren sind Faktoren, die entweder in einem Menschen selbst, wie z. B. innerer Leistungsdruck, oder von außen, wie

---

[1] Von Julia Weißgerber

© Der/die Autor(en), exklusiv lizenziert an Springer-Verlag GmbH, DE, ein Teil von Springer Nature 2024
J. Weißgerber und U. Hecker, *Notfallkommando – Kommunikation im Notfall,* Top im Gesundheitsjob,
https://doi.org/10.1007/978-3-662-69092-5_4

z. B. Handeln unter Zeitdruck, Stress ausüben und somit den Körper in einen Alarmzustand versetzen (vgl. Deutsches Gesundheitsportal).

Mithilfe ein paar Studienergebnissen soll die Relevanz von Stress verdeutlicht werden: Laut des DAK-Gesundheitsreports 2023 erleben Pflegepersonen zu 39 % konstant Personalmangel (S. 40) und haben zusätzlich damit zu kämpfen, dass ungewöhnlich viel Personal aufgrund von Krankheitsausfällen fehlt (S. 43). Auch bei der ärztlichen Berufsgruppe und im Rettungswesen wird regelmäßig mit geringem Personalstand und Ausfällen gekämpft, wobei parallel die Patientenzahl immer mehr steigt – ein Dilemata, was nicht einfach zu lösen ist.

Neben dem Personalnotstand gibt es aber auch viele weitere Faktoren, welche als Stressoren dienen. Typische Stressoren im Rettungsdienst sind beispielsweise der Umgang mit Gewalt und Tod, Unvorhersehbarkeit der Einsätze und die Konfrontation mit leidenden Menschen (vgl. Deutsches Gesundheitsportal). Pfeifer et al. (2021) konnten insbesondere im Rettungswesen ein deutlich erhöhtes mentales sowie körperliches Stressniveau anhand klinischer Parameter feststellen. Spannend ist hierbei, dass die Probanden vor allem den mentalen Stress verleugnen, obwohl klinisch gemessene Parameter in der Studie den Stress deutlich belegen (vgl. Pfeifer et al. 2021).

Unsere Kommunikation wird vor allem in Notfallsituationen – egal in welchem Setting – sehr herausgefordert. Eine Notfallsituation zählt zu den Extremsituationen, mit welchen wir im Berufsalltag oder selten im Privatleben konfrontiert werden. Diese Momente werden maßgeblich vom generellen Umgang und Verständnis für einander im interdisziplinären Team beeinflusst.

> *„Wir fühlen uns gestresst, wenn eine Situation uns erstens herausfordert, wir zweitens nicht sicher sein können, sie zu bewältigen, und es drittens bedrohlich sein könnte, diese nicht zu bewältigen."*
> (Quantz 2020, S. 22)

Bei einer Stressreaktion wird der Sympthatikus des vegetativen Nervensystems aktiviert und Hormone wie Adrenalin und Kortison ausgeschüttet. Diese wirken leistungssteigernd und erregungsfördernd, sodass man diese Situation mit gesteigerter Herzfunktion und erhöhtem Muskeltonus bewältigen kann. Initial setzt Stress sogar Botenstoffe frei, welche das Wachstum im Gehirn stimulieren (vgl. Quantz 2020, S. 22).

Wie auch die Studie von Pfeifer et al zeigt, gehen wir unterschiedlich mit Stress um – mal wird er als negativ wahrgenommen, mal ist er uns gar nicht bewusst oder dient als positiver Antreiber.

Stress kann folgendermaßen unterschieden werden: Zum Einen gibt es Stress, der gut tut, jemanden zu Höchstleistungen anspornt, Freude am Arbeiten bereitet und eine gute Herausforderung ist, der sog. Eustress. Hier erleben wir, dass wir genau richtig am Platz sind, dass wir mit vollem Elan Herausforderungen meistern können – allein und als Team. Der Eustress verbessert unser Selbstbild und unsere Aufgabenzufriedenheit, weil wir dem Stress und den Anforderungen gerecht werden, sie beherrschen, über uns selbst hinauswachsen und kompetenter werden. Durch die Erfahrungen mit dem Eustress gehen wir motivierter an neue Stresssituationen heran, weil wir erlebt haben, dass wir mit Stress umgehen können und eine vorerst unübersichtliche Situation strukturieren und meistern konnten.

Andererseits gibt es aber auch Stress, welcher überwältigt, der bodenlose Arbeit wiederspiegelt, auslaugt und die letzten Kräfte kostet. Das ist der sog. Distress, der negativ und bedrohlich empfunden wird. Distress führt meist zu einer Verminderung der verbalen Kommunikation und kann bis hin zur buchstäblichen Handlungsunfähigkeit führen. Er beeinflusst maßgeblich die Kommunikation im Team untereinander, die Freiheit, um die Therapie und Pflege zu gestalten, und die Möglichkeiten auf individuelle Bedürfnisse der Patienten einzugehen. Gerade in Notfallsituationen kann Stress schnell ins Negative umschlagen. In dem Moment, in welchem adäquate und sichere Kommunikation und Handlung gefragt ist, verstummen wir und erstarren zur Salzsäule, weil wir von den Anforderungen und dem Entscheidungsdruck überwältigt sind. Unsicherheit tritt in den Vordergrund und wir können die Situation aufgrund vom Verlust der Übersicht und Priorisierung nicht mehr überschauen und strukturieren.

Distress treibt manche Pflegepersonen dazu, durch die fehlende Zeit für den Patienten, den Patienten zu objektivieren und ihn nicht mehr als individuelle Person wahrzunehmen, sondern nur noch schnellstmöglich die zu erledigende Tätigkeit durchzuführen (Bartholomew 2009). Es besteht die Gefahr einen Tunnelblick zu entwickeln, die anstehenden Pflegetätigkeiten nur noch abzuhaken und weiterzumachen (Abb. 4.1); getrieben von dem Gedanken, dass der Stress nur noch eine begrenzte Zeitdauer da sein wird, dann ist Feierabend. Und letztendlich entfernen wir uns durch den Distress immer mehr von dem ursprünglichen Pflegeverständnis – Pflege ist keine Fürsorge mehr, die wir für den Patienten übernehmen, es ist nur noch ein »Verwahren«. Das Objektivieren ist z. B. letztendlich eine sich negativ auswirkende Schutzfunktion aufgrund des Stresses, weil wir den Leistungsanforderungen nicht mehr gerecht werden können. Ausgelöst von den Distresserlebnissen entsteht zunehmend die Abwärtsspirale: Durch den Verlust der Übersicht, der Prioritäten, der Menschlichkeit und sozialen Interaktion mit dem Patienten verlieren wir die Freude und v. a. Motivation an unserer ursprünglichen Arbeit des Pflegens und Therapierens – in medizinischer, sozialer und emotionaler Hinsicht. Besonders chronischer Distress ist schäd-

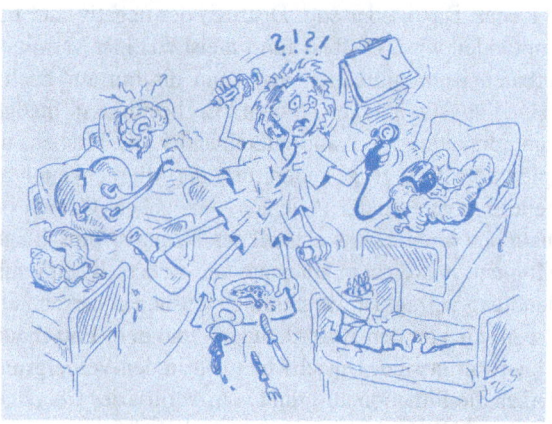

Abb. 4.1   ... auch eine Art alles auf die Reihe zu bekommen ...

lich für den Körper und die Seele; der Körper agiert in ständiger Bedrohungssituation und unter gesteigerten Erregbarkeit, welche langfristig zu Schäden wie eine eingeschränkte Leistungsfähigkeit, reduzierte Entspannungsfähigkeit und Schlaf oder verringertes Einfühlungsvermögen und Selbstreflexion führen kann (vgl. Quantz 2020, S. 26).

Am prägnantesten ist nicht, wie schwach oder stark der Stress ist, sondern wie bedrohlich oder wie erfreulich er von einem selbst interpretiert wird.

Die beste Leistung eines Menschen ergibt sich bei einem Stresslevel von ca. 40–60 % des individuellen Maximums (Vetter et al. 2015). Ein optimales Stresslevel führt zur persönlichen Weiterentwicklung, zur Kreativität und zur Zufriedenheit bei der Tätigkeit, da keine Überforderung, aber auch keine Unterforderung stattfindet (Schneider und Ebermann, 2011). Durch Stress wird die Entscheidungsfindung, die Informationsverarbeitung und Kommunikation maßgeblich beeinflusst.

Auf welchem Stress-Level arbeiten Sie Tag täglich?

Fehler
Fehler können wir uns in Notfallsituationen nicht erlauben, oder? Wie gehen Sie persönlich, aber auch im Ihrem Team, mit Fehlern um?

Das Aktionsbündnis Patientensicherheit führte eine Metaanalyse durch, in welcher dargestellt werden konnte, dass in Industrienationen bis zu 10 % der Patienten in Krankenhäusern Schädigungen erleiden. In Deutschland gibt es laut Daten von Schlichtungsstellen und Gerichtsverfahren ca. 40.000 Behandlungsfehlervorwürfe allein pro Jahr (vgl. Helmut 2017, S. 3). Fehler passieren somit und diese Fehler schädigen Patienten gegebenenfalls nachhaltig.

Ein Fehler kann zunächst einmal als eine „Abweichung von einem als richtig angesehenen Verhalten oder von einem gewünschten Handlungsziel, das der Handelnde eigentlich hätte ausführen bzw. erreichen können" definiert werden (Badke-Schaub 2010, S. 40).

Fehler haben laut Badke-Schaub 2010 folgende Kennzeichen:
Sie werden durch Menschen ausgeführt, sie liegen entweder im
Prozess selbst oder im Handlungsergebnis, sie verfehlen mit
Absicht das richtige Handeln und eigentlich sei das vorhandene
Wissen zur Vermeidung vorhanden.

Wichtig ist es nach Reason 1990 die Arten von Fehlern zu unterscheiden (vgl. St. Pierre und Hofinger 2020, S. 42 ff.):

- In der ersten Kategorie können Handlungs- oder Planungsfeh-
  ler unterschieden werden. Entweder entstehen Fehler bei der
  Handlung selbst, z. B. durch fehlende Aufmerksamkeit oder
  Gedächtnislücken. Oder sie entstehen beim Planen der Handlung, in dem z. B. keine Struktur zu Planung der Handlung
  genutzt wird und daraufhin die Handlung wenig Erfolg auf-
  weist. Ein Beispiel wäre hier die unstrukturierte Erstuntersu-
  chung eines Notfallpatienten im Gegensatz zur strukturierten
  Vorgehensweise nach dem cABCDE-Schema.
- Als zweite Kategorie wird die Absicht eines Fehlers benannt –
  geschieht der Fehler bewusst und gezielt oder ist es versehent-
  lich passiert – dann greifen meist die anderen beiden Katego-
  rien.
- Die dritte Kategorie von Fehlern befasst sich mit den aktiven
  und den latenten Fehlern. Aktive Fehler sind sichtbar, d. h. ich
  sehe die Auswirkungen meines Fehlers sofort und habe unmittelbare Konsequenzen, wie z. B. die Überdosierung von einem
  kreislaufstabilisierenden Mittel – die Vitalwerte schießen in
  die Höhe. Aktive Fehler sind somit schnell zu identifizieren
  und folglich kann daraus zügig gelernt werden. Der latente
  Fehler hingegen bleibt lange unsichtbar und ist nicht mit un-
  mittelbaren Konsequenzen verbunden, da er meist ein schlum-
  mernder Fehler im System ist, z. B. ein nicht durchdachter Ar-
  beitsschritt oder eine bauliche Panne. Dennoch tragen gerade
  die latenten Fehler zu einer langfristigen Fehlerentstehung bei.
- Als Ergänzung beschreiben St. Pierre und Hofinger 2020 zusätzlich den Fehler in der Teamarbeit. Hier liegt meist eine
  unzureichende Organisation des Teams oder das fehlende Bewusstsein für die Zusammenarbeit im Team als Ursache zugrunde.

Reason verdeutlicht die Fehlerentstehung mit dem Käse-scheibenmodell (Swiss-Cheese-Model), in welchem mehrere Barrieren (Käsescheiben) hintereinander liegen und Fehler verhindern sollen. Dennoch sind gerade die latenten Fehler wie Löcher im Käse, sodass der Fehler eine Flugbahn durch die Barrieren nimmt und letztendlich zu einem Zwischenfall werden kann. Reason spricht hierbei von der Fehlerkette: Häufig führen mehrere latente Fehler dazu, dass aktive Fehler leichter entstehen können; sie bedingen sich gegenseitig, sodass es am Ende zu einem Unfall am Patienten kommt (vgl. Badke-Schaub 2010, S. 43 f). Hierbei ergänzen St. Pierre und Hofinger das Eisberg-Modell als Häufigkeitsverteilung von Fehlern: Zunächst gibt es Fehler, welche keine oder minimale Auswirkungen auf die Sicherheit haben. Diese nehmen den Großteil des Eisbergs unterhalb der Wasseroberfläche ein. Meist können diese korrigiert werden – die erste Käsescheibe greift und fängt den Fehler ab. Nachfolgend fliegt der Fehler durch die Löcher im Käse und es kommt zu einem Zwischenfall – hier kann eine Korrektur angewendet werden, sodass Schaden am Patienten abgewendet werden kann. Auch diese sind meist unsichtbar und befinden sich deswegen größtenteils unter der Wasseroberfläche. Erst als letztes, wenn selbst diese Barriere nicht greift, kommt es zu einem Unfall mit Patientenschädigung, die dann sichtbar oberhalb der Wasseroberfläche ist (vgl. St. Pierre und Hofinger 2020, S. 52). Die Mehrheit an Fehlern bleibt jedoch unsichtbar und kann abgefangen werden, sodass kein Patient zu Schaden kommt.

Die Beachtung der Fehlerkette und Barrieren werden Sie im nachfolgenden Kapitel (Kap. 5) im CRM-Konzept wiederfinden.

Auf den Intensivstationen stehen wir häufig vor der Herausforderung trotz eines hohen Stressniveaus, das durch die anspruchsvolle Therapie und Pflege, durch die vielfältige Kommunikation zwischen den Berufsgruppen und den beeinflussenden Faktoren wie Lärm und Schichtarbeit, und vieles mehr, hervorgerufen wird, einen kühlen Kopf zu bewahren – zusätzlich zu dem gemeinsamen Kämpfen um das Patientenleben in der Notfallsituation.

In der Präklinik kommt erschwerend der Stress dazu, mit dem begrenzten Equipment innerhalb der ungünstigen Umgebung den

Patienten zu stabilisieren und zeitnah in ein Krankenhaus einzu-
liefern.

Die Fehlerwahrscheinlichkeit korreliert erwiesenermaßen
mit verschiedenen Stress-Einflüssen (Schneider und Ebermann
2011): Die Neuigkeit einer Aufgabe erhöht die Fehlerrate um
den Faktor 17 und die Zeitknappheit, mit der wir täglich kämpfen, erhöht die Fehlerwahrscheinlichkeit um den Faktor 11.
Durch die enorme Arbeitsbelastung und den Zeitmangel kann es
passieren, dass ungewollt in einem anderen Ton miteinander ge-
redet wird. Menschen reagieren barsch oder zickig, weil sie vielleicht gerade anderen Gedanken und Aufgaben im Kopf Raum
geben, die auch zu erledigen sind.

Haben Sie genug Wechsel zwischen Entspannung und Stress
oder hindert Sie der Mangel an Entspannung – auch im Privatleben – an der Erholung? Was ist Ihr persönliches Stresslevel? Wo
ist Ihre Grenze in einer Belastungssituation? In welchen Stress
bringt Sie eine Notfallsituation? Einen lähmenden Distress oder
einen herausfordernden und zu Höchstleitungen anspornenden
Eustress? Und welche Sicherheitsbarrieren haben Sie bereits geschützt, sodass keine Patientenschädigung zu Stande kam?

Der Faktor Mesch
Cooper konnte 1978 in einer anästhesiologischen Studie feststellen, dass in mindestens 80 % der Fälle das menschliche Versa-
gen bei medizinischen Unfällen und Zwischenfällen die Ursache
waren (St. Pierre et al. 2012).

Dieser Schlüsselfaktor nennt sich »Human Faktor«. Der Faktor Mensch ist besonders in Notfallsituationen entscheidend –
zum einen ist er häufig der fehlerverursachende Faktor, andererseits ist er die wichtigste Ressource Notfallsituationen effizient
zu behandeln (vgl. St. Pierre und Hofinger 2020, S. 7). Er ist
somit positiv und negativ zu bewerten.

Der Human Faktor verdeutlicht unter anderem das menschliche Verhalten und Leistung auf emotionaler, kognitiver und
sozialer Ebene und wie sich dieses auf die Patientensicherheit
auswirkt: Das heißt der Spielraum des Einzelnen z. B. in Stresssituationen Entscheidungen zu treffen und Handlungsstrategien
zu entwickelt. Dies bedeutet auch die Eigenschaften logisch zu

kombinieren, sich in ein Team einzugliedern, eigene Ressourcen und Stärken erkennen und einzusetzen, eine Wachsamkeit für sich selbst und die Situation zu haben und Veränderungen wahrzunehmen sowie kreativ an Situationen heranzugehen und zielführend umzusetzen.

Der Faktor Mensch setzt sich aus vier Ebenen zusammen, in welchen eine Person besser oder schlechter ausgebildet ist, bzw. zielgerichteter agieren kann (vgl. St. Pierre und Hofinger 2020, S. 10):

- Die erste Ebene ist die der physischen Merkmale eines Menschen, z. B. die Konzentrationsfähigkeit trotz Umgebungseinflüssen. Dies ist in der Gesundheitsbranche meist Alltag – der hektische Stationsalltag, mannigfaltige Aufgaben und deren Priorisierung, gepaart mit viel Lärm durch Geräte oder ein lautes Umfeld.
- Die zweite Ebene des Human Faktors ist die der kognitiven Merkmale eines Menschen, z. B. die Beobachtungsgabe einer Person und die folgende Informationsverarbeitung mit Interpretation der Daten und Konsequenzen. Auch dies ist besonders in Notfallsituationen massivem Handlungsdruck unterlegen. Wie in Kap. 3 benannt, ist eine Notfallsituation dynamisch und kann sich unvorhergesehen verändern. Hierbei muss die behandelnde Person die Veränderungen zügig und flexibel wahrnehmen und demensprechend Handlungen einleiten. Jede Person ist hierbei unterschiedlich aufgestellt. Mithilfe von Berufserfahrung und (Simulations-)Training kann insbesondere die Wahrnehmung unterstützt werden.
- Die dritte Ebene des Faktor Mensch sind die sozialen Merkmale eines Menschen. Dies betrifft die Eingliederung in die Teamarbeit als effiziente Leitungsperson oder Teammitglied, aber auch die individuelle Kommunikation. Entscheidend ist, ob diese Person die eigenen vorhandenen mentalen Modelle mitteilt. Dies bedeutet, dass die Person dem Team mitteilen kann, welche Erklärung sie für eine Situation annimmt und welche Handlungskonsequenzen sie daraus ableitet.

- Die vierte Ebene ist die des Umgangs mit technischem Equipment und die Organisation der Arbeitsprozesse. Was nützt mir das beste Gerät, wenn die bedienende Person dies nicht beherrscht? Was nützen Standards, wenn sie nicht gelebt werden!?

Letztendlich ist der Faktor Mensch der Dreh- und Angelpunkt, wie eine Notfallsituation beherrscht wird – durch das Bewahren eines kühlen Kopfes, der adäquaten Wahrnehmung der beteiligten Personen und die konkreten Entscheidungen, welche in Hinsicht der Therapie getroffen werden. Jeder Handelnde hat unterschiedliche Stärken und Schwächen im Bereich dieser menschlichen Faktoren und v. a. als Team können wir diese zusammenfügen und sie der Patientensicherheit dienen lassen. Notwendig ist das Bewusstsein für diese Faktoren, das Erkennen und auch Rückmelden an unsere Kollegen, welche Stärken oder Schwächen bei den Personen ersichtlich sind. Sicherlich ist uns bewusst, dass wir nur adäquate Entscheidungen treffen und Veränderungen wahrnehmen können, wenn die fachliche Kompetenz im Bereich des fachlichen Wissens und der Umsetzung von Therapie-und Pflegemaßnahmen (Technical Skills) vorhanden sind. Wenn dieses Fundament besteht, können wir mithilfe des Trainings der Soft Skills und des Human Faktors, unsere fachliche Kompetenz nicht nur im Wissensbereich ausbauen, sondern auch auf der Handlungsebene erweitern.

In wie weit sind wir uns selbst bewusst, dass wir diesen Faktor trainieren können, dass wir lernen können auf einem hohen Stresslevel leistungsfähig, strukturiert und akkurat zu arbeiten? Bewusst, dass es Möglichkeiten gibt hier Veränderung zu schaffen – individuell und als Team?

4.2   Autoritätsgradient[2]

Jeder wünscht sich eine gute Zusammenarbeit zwischen den Berufsgruppen, und doch findet man häufig statt Ergänzen und Zusammenarbeit Reibereien und Kräftemessen. Oft wird durch

---

[2] Von Julia Weißgerber

zu steile Hierarchien innerhalb und außerhalb der Berufsgruppen der Informationsfluss und die Zusammenarbeit am Patienten vor allem in einer Notfallsituation gehemmt, was letztendlich zur Patientengefährdung führen kann. Hierzu gibt es eine Untersuchung von St. Pierre et al. (2012), in der zum Thema des Hierarchiegefälles – oder dem Autoritätsgradienten – belegt werden konnte, dass viele Kollegen und Kolleginnen im Krankenhaus keine Bedenken an der Therapie und der Maßnahmen am Patienten äußern, weil sie sich aufgrund der Hierarchien nicht trauen, dem Diensthöheren zu widersprechen. Die Studie wurde im Rahmen eines umfangreichen Simulationstrainings durchgeführt, bei welchem der eingeweihte Oberarzt in einer Anästhesieeinleitung durch seine Handlungen, wie z. B. SOP`s ignorieren, kein Gerätecheck und fehlerhafte Medikamentenanweisungen, sieben potenzielle Patientengefährdungen kreieren sollte. Die teilnehmenden Kollegen, 59 Ärzte und 18 Pflegefachpersonen, waren nicht eingeweiht und wurden alle mit den identischen Problemsituationen konfrontiert. Die Verhaltensweisen, wie die Kollegen auf die Patientengefährdungen reagieren, wurden beobachtet: verhindern sie diese, sprechen sie sie an, um die Situation zu stabilisieren und dem Patienten möglichst hohe Sicherheit zu gewährleisten oder versuchen sie nonverbal einzugreifen?

Bei der Auswertung der Videoanalyse konnte gezeigt werden, dass bei 65% der Patientengefährdungen, die nonverbal »entschärft« werden konnten, das Problem erkannt und nonverbal gelöst wurde. Nur in 35 % der Fälle gab es eine klare Kommunikation hinsichtlich der Gefährdung. Bei Patientengefährdungen, die nicht stillschweigend gelöst werden konnten, wurden diese nur in 28 % der Fälle verbalisiert, wobei nur in 11 % die Kommunikation so eindeutig war, dass die vom Oberarzt geplante Handlung aufgrund des Einspruchs der Kollegen unterlassen wurde und die Patientengefährdung damit verhindert wurde.

Die Teilnehmenden wurden gefragt, warum sie ihre Bedenken hinsichtlich der Gefährdung nicht geäußert haben und damit eine Wendung der Situation herbeigeführt hätten. Ein Großteil der Kollegen konnte keinen Grund für das Schweigen angeben (37 %), als weitere Gründe wurden blindes Vertrauen in den Oberarzt (12 %), Verwunderung (23 %), aber auch das

Autoritätsgefälle zwischen sich selbst und dem Oberarzt an
(12 %) genannt, sodass sie sich nicht in der Position sahen, ihm
zu widersprechen oder Bedenken zu äußern (Abb. 4.2).

Kennen Sie diese Gründe von sich selbst oder von Kollegen?
Wie hätten Sie reagiert? Hätten Sie die Bedenken verbal geäußert oder versucht die Situation nonverbal zu optimieren?

Woraus resultiert der Autoritätsgradient
Der Begriff des Autoritätsgradienten, wurde ursprünglich 1987
durch Hawkins in der Luftfahrt geprägt. Damals fand ein großes
Flugzeugunglück statt, welches aufgrund einer Aneinanderrei-
hung von kleinen Fehlern und mangelnder Kommunikation zwischen Pilot und Kopilot stattgefunden hatte. Hawkins beschreibt
den Autoritätsgradient als den Einfluss, welcher ein zu großer
oder auch ein nichtexistenter hierarchischer Unterschied zwischen dem Flugkapitän und seinen Mitarbeitern auf die Flugsicherheit haben kann (Hawkins 1987). Seit diesem Flugzeugunglück und seiner Unfallanalyse hat in der Luftfahrt ein Umdenken stattgefunden und die Piloten sowie die komplette Besatzung
werden u. a. trainiert, sich selbst besser zu reflektieren, Unstim-

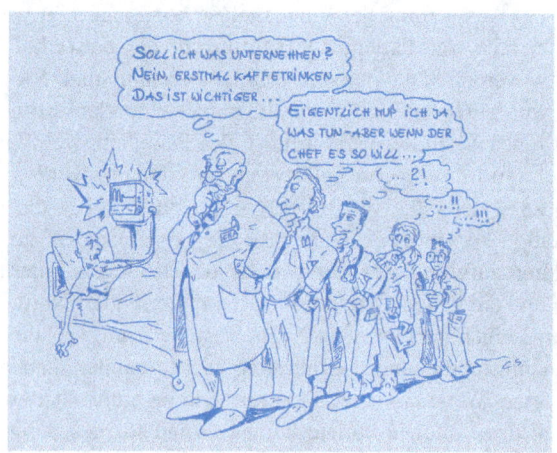

Abb. 4.2 … Er wird es schon wissen …

migkeiten anzusprechen, Bedenken zu äußern, miteinander im Team zu funktionieren und Handlungsstrategien bei einem Zwischenfall zu beachten und umzusetzen. So konnten Sexton et al. (2000) in einer Studie erfassen, dass nur 2 % der Piloten bestätigen, dass den Entscheidungen übergeordneter Personen von untergeordneten Personen nicht widersprochen werden sollte. Im Gegenzug hierzu sieht das in der Medizin anders aus, denn Sexton et al. stellen die gleiche Frage ebenso anästhesiologischen OA und chirurgischen OA: Hier stimmten 25 % der anästhesiologischen OA und 40 % der chirurgischen OA der Aussage zu, dass die Entscheidungen von Erfahreneren von Unerfahreneren und Untergebenen nicht angezweifelt werden sollten. In dieser Studie wird die Höhe des Autoritätsgradienten in der Medizin sehr deutlich. Widerspruch einer höheren Instanz gegenüber wird nicht gern gesehen und ist schon fast mit Angst behaftet.

Wie schon in der Studie von Pierre dargestellt, hat der Autoritätsgradient eine massive Auswirkung auf unsere tägliche Arbeit. Er zieht sich durch die übliche Routine in der Kommunikation miteinander, mit den Kollegen der anderen Fachbereiche, er wirkt sich auf unsere Freude sowie Arbeitszufriedenheit aus und spielt eine entscheidende Rolle im Management von Notfallsituationen. Zu aller erst wirkt sich der Autoritätsgradient auf unsere Patienten aus: Bedenken und Zweifel werden nicht mehr angesprochen, eine Fehlverordnung wird ausgeführt, weil sie aus Angst nicht hinterfragt oder aufgrund von blindem Vertrauen dem Übergeordneten gegenüber appliziert wird. Fehlverordnungen und Fehlhandlungen entstehen eigentlich immer unabsichtlich und kommen vor, da jeder Mensch Fehler macht. Mit dem Wissen um diese Fehlerdisposition in jedem Menschen ist das Ansprechen und kritische Bewusstsein für die zu erledigenden und ausführenden Tätigkeiten unerlässlich. Ebenso leidet die Teamarbeit massiv unter den Hierarchien, da kein Miteinander herrscht, sondern nur nach den Vorgaben des Vorgesetzten oder Übergeordneten gehandelt wird (Abschn. 2.3) und somit auch ein sehr geringer persönlicher Wachstumsspielraum ermöglicht wird. Die Untergeordneten werden »klein gehalten«, werden nicht mündig, bzw. kritisch in ihren Entscheidungen herangezogen und lernen nicht aufgrund von eigenen Erfahrungen und verknüpftem Denken Entscheidungen zu treffen. An dieser Stelle wird der Faktor Mensch im Bereich der Entscheidungsfindung, Prioritätensetzung und Kreativität nicht weiterentwickelt.

Der Autoritätsgradient wird von vielen Annahmen gespeist, welche die Hürde auf einer Höhe miteinander zu kommunizieren, nur noch verstärken: So spielt z. B. die Position, in welcher man sich selbst sieht, eine bedeutende Rolle. Sehe ich mich als ein kompetenter und beeinflussender Faktor in einer Notfallsituation, welcher mit dem eigenen Wissen und Erfahrung die Situation nachhaltig beeinflussen kann? Oder stelle ich meine eigene Kompetenz in Frage? Wird sie vielleicht durch Kollegen oder andere Berufsgruppen in Frage gestellt? In wie weit ist die Sicht auf die berufliche Stellung und Kompetenzen der verschiedenen Berufe ein Hindernis?

Des Weiteren beeinflusst auch die eigene Angst vor negativen sozialen Konsequenzen bei einer Fehlentscheidung die Höhe des Autoritätsgradienten. So fragt man sich vielleicht zwei Mal, ob man etwas erwidert oder widerspricht, wenn abfällige Kommentare oder sogar Mobbing durch Kollegen oder Übergeordnete auftreten. All diese Faktoren lassen zögern, Bedenken und positiven Beiträge zu äußern und damit eine Situation entscheidend zu prägen.

Gleichzeitig kann der Autoritätsgradient auch dadurch bestärkt werden, dass die übergeordnete Person eine zu starke Loslösung aus den Hierarchien befürchtet, sodass Hierarchien fehlen, wo diese notwendig wären oder dass debattiert statt gehandelt wird (St. Pierre et al. 2012). Schon Hawkins beschrieb den Autoritätsgradienten als ein einerseits zu hohes, aber auch zu niedriges Autoritätsgefälle, welches Einfluss auf die Flugsicherheit haben kann. Letztendlich ist eine Ausgewogenheit zwischen beidem wichtig. Gut gelebte Hierarchien sichern die Rahmenbedingungen und Abläufe, sie verbessern die Kommunikationsstrukturen und Entscheidungsfindungen und dienen letztendlich auch rechtlichen Sicherheit, weil Zuständigkeiten klar definiert werden. Gut gelebte Hierarchie hilft jeder Berufsgruppe in der Interaktion miteinander sich wertzuschätzen, unterschiedlichen Perspektiven zu einer zu verarbeiten und dem Patienten die bestmögliche Therapie und Pflege zukommen zu lassen. Die Balance zwischen den positiven Auswirkungen von Hierarchien und der

Auflösung dieser, ist nicht leicht zu finden und stellt jeden täglich vor eine neue Herausforderung.

Helmut (2017) fordert Mitarbeitende im Gesundheitswesen dazu auf, aus der Flugbranche zu lernen. Dort ist man dazu übergangen, Hierarchiebarrieren abzubauen und Mitglieder ausdrücklich zu ermutigen Sicherheitsbedenken zu äußern. Jedes Mitglied sollte, unabhängig von Qualifikation und Dienstalter, das Recht und die Pflicht haben, auf bestehende Risiken aufmerksam zu machen und somit die kooperative Zusammenarbeit im Sinne der Sicherheit zu fördern (vgl. Helmut 2017, S. 34 f). Eine offenere Gesprächs- und Fehlerkultur muss sich in unserem Sektor noch weiterentwickeln, setzt an jeder Person einzeln an und wird durch den institutionellen Rahmen im Sinne einer gelebten Fehlerkultur unterstützt.

Die Äußerung von Zweifeln wurde auch in einer Schweizer Studie unter der Leitung von Schwappach 2016 untersucht: Sie untersuchten mithilfe von Interviews und Fragebögen in wie weit Pflegende und Ärzte Zweifel äußern und was ihnen hierbei schwer fällt. Gegenstand der der Erhebung waren einerseits Fallbeispiele mit frisch operierten onkologischen Patienten, bei welchen die Händedesinfektione vor der Wunduntersuchung ausgelassen wurde. Diese Fallbeispiele wurden wiederum unterschieden in weitere anwesende Personen, z. B. mit mehreren ärztlichen Kollegen bei der Visite, oder bei Anwesenheit von Angehörigen oder dass die fehlerhafte Handlung durch verschiedene Berufsgruppen (Pflege/Medizin) durchgeführt wurden. Andererseits füllten die Studienteilnehmenden einen Fragebogen aus, in welchem die Häufigkeit von Sicherheitsbedenken und des Schweigens, aber auch die Herausforderungen beim Ansprechen von Zweifeln erhoben wurden.

Wenn Sie hier kurz innehalten und sich selbst reflektieren: Macht es für Sie einen Unterschied, Ihren Kollegen anzusprechen und auf die Händedesinfektion hinzuweisen, oder agieren Sie anders, wenn es ein Arzt oder eine Oberärztin, eine andere Berufsgruppe, ist? Würden Sie das ansprechen, wenn mehrere Personen mit Ihnen in der Visite am Bett stehen würden? Würden Sie es ansprechen, wenn eine Angehörige und der Patient interessiert beim Geschehen zuschauen?

Die Studienteilnehmenden berichten, dass es für sie schwierig ist, mit welchen Worten sie Kritik ansprechen sollen und dass sie häufig beharrlich sein müssen, damit die Sicherheitsbedenken gehört werden. Aber sie berichten auch von Frustration und Resignation, weil sie bereits mehrfach die gleichen Bedenken angesprochen haben und trotzdem weiterhin fehlerhaft gehandelt wird – dadurch normalisiert sich das Verhalten und die Sicherheitsstandards sinken ab. Deutlich ist auch, dass Pflegende es herausfordernder und frustrierender empfinden, Sicherheitsbedenken anzusprechen und dass Personen ohne Leitungsfunktion wie erwartet seltener Sicherheitsbedenken ansprechen. Es wird in der Studie transparent, dass es keine Unterschiede zwischen dem Wahrnehmen von Sicherheitsbedenken gibt, aber dass tatsächlich die soziale Konstellation mit den Hierarchien und die persönliche Abwägung entscheidend sind, ob jemand Zweifel äußert oder nicht.

Diese Studie bescheinigt es schwarz auf weiß: Wir haben ein Problem mit Hierarchien und mit der sozialen Stellung innerhalb der Berufsgruppen – und es verhindert, dass die Patientensicherheit an erster Stelle steht. Wir brauchen einen Wandeln in unserer Kommunikation über die Hierarchien hinweg, wir brauchen das Speaking-up:

> *„Speaking-up bezeichnet die verbindliche Kommunikation von Sicherheitsbedenken durch Informationen, Fragen, Einschätzungen oder Meinungsäusserungen in klinischen Situationen, in denen es akuten Handlungsbedarf gibt, damit möglicher Schaden vom Patienten abgewendet werden kann"* (Schwappach 2016, S. 6).

Wenn Sie Bedenken und Zweifel äußern wollen, kann folgendes Vorgehen für das Speaking-up empfohlen werden (vgl. St. Pierre und Hofinger 2020, S. 259):

• Sprechen Sie die andere Person zunächst mit ihrem Namen an, um Verwechslungen oder Fehladressierungen zu vermeiden, gleichzeitig ist die Namensnennung auch wertschätzend.

- Nutzen Sie Ich-Botschaften, um Ihren Standpunkt darzulegen. Durch die Ich-Form benennen Sie Ihre Meinungen, im Gegensatz zur Du-Form, mit welcher Sie angreifen.
- Benennen Sie klar die Problematik und Sicherheitsgefährdung oder Befürchtungen, welche mit der Handlung der anderen Person in Zusammenhang steht. Formulieren Sie es als Sicherheitsproblem, sodass es klarer auf der Sachebene statt auf der Beziehungsebene platziert wird.
- Nennen Sie eine alternative Handlungsmöglichkeit als konstruktives Element.
- Schließen Sie mit der Bitte um eine Stellungsnahme, damit Sie wissen, dass Ihr Standpunkt gehört und verstanden wurde. Nun können Sie kurz in Absprache gehen und möglichst auf einen Konsens kommen.

Was erleben Sie Tag täglich auf Ihrer Station und an Ihrem Einsatzort? Wie sehr bestimmt das Miteinander und das gleichwertige Gegenüber die Therapiefindung bei Ihrem Patienten? Wie häufig lässt Sie das Hierarchiegefälle zögern, Bedenken zu äußern oder Ihre Vorstellungen mit einzubringen? Welche Erfahrungen haben Sie mit zu flachen Hierarchien? Haben Sie bereits Probleme angesprochen?

Ein zu hohes Hierarchiegefälle hindert das interdisziplinäre Team an einer adäquaten Zusammenarbeit, da u. a. Zweifel und Bedenken über die Patientensicherheit evtl. nicht geäußert werden.

4.3 Wertschätzung und Respekt[3]

Als weitere Einflussgröße auf die Kommunikation im Team und in einer Notfallsituation lässt sich neben dem Autoritätsgradienten, dem Stress und den Umgang damit, die gegenseitige Wertschätzung und der sich gegenseitig entgegen gebrachte Respekt

---

[3] Von Julia Weißgerber

aufführen. Die Bundesärztekammer konnte in dem Modellprojekt »Interprofessionelle Kommunikation im Krankenhaus« einen offenkundigen Optimierungsbedarf der Wertschätzung unterein ander feststellen. Durch die mangelnden Aspekte wird, wie auch bei dem Autoritätsgradienten, der Kommunikationsfluss zwischen den Berufsgruppen, aber auch untereinander, gestört oder sogar verhindert, was wiederum die Patientensicherheit, die Therapie und Pflege des Patienten verschlechtert.

Doch warum ist die Wertschätzung und der Respekt so häufig ein Knackpunkt? Warum findet man im medizinisch-pflegerischen Alltag statt einem gegenseitigen Unterstützen, sogar innerhalb der eigenen Berufsgruppe, häufig ein Konkurrieren und ein Mangel an Wertschätzung untereinander, wo das doch die Basis für jegliche Zusammenarbeit und Kommunikation ist?

Der schon in einem vorausgehenden Kapitel beschriebene häufig überwältigende Stress (Abschn. 4.1), kann eine Einflussgröße auf das Problem des Mangels an Wertschätzung untereinander sein. Das feindselige Verhalten, abwertende Aussagen oder sogar Mobbing wird hierbei als Ventil für die eigene unzureichende Kompensation des Stresses genutzt. Zusätzlich werden die zu erledigenden Tätigkeiten immer komplexer und durch die Kürzungen im Personalschlüssel erleben wir immer mehr Frustration, weil die zu erledigenden Arbeiten nur noch unzureichend erfüllt werden können. Hinzu kommen die Krankheitsfälle und Berufsaussteiger, welche aufgrund dieser und anderer Faktoren stetig zunehmen.

Zudem sind wir häufig gewalttätigen Patienten ausgesetzt. Ob wir zu einem Einsatzort kommen, wo die betroffene Person betrunken und aggressiv ist, ein dementer und fremdaggressiver Patient, oder ein Patient im Delir. Wir sind häufig physischer aber v. a. verbaler Gewalt ausgesetzt, die auch wenn man sie nicht persönlich nimmt, unser Denken und Verhalten dem Patienten und unserem Umfeld gegenüber beeinflusst. Sei es das Erdulden von Beschimpfungen und provozierenden Äußerungen des Patienten, über Spucken, Kneifen, Beißen bis hin zu Schlägen und Tritten des Patienten – es ist unser Job den Patienten vor sich selbst zu schützen und aber auch uns selbst zu schützen. Hier muss häufig medikamentös interveniert werden, wenn die

Gewalt sehr stark ausgelebt wird. Natürlich ist uns bewusst, dass die Patienten z. B. aufgrund eines Delirs gewalttätig sind, was uns aber letzten Endes nicht vor der Gewalt schützt. Diese Gewalt geht nicht spurlos an uns vorüber, wir können uns im Team darüber austauschen und unterschiedliche Umgangsformen damit finden, evtl. Handlungsstrategien austauschen und oder auch sensiblere Kollegen vor diesen Situationen schützen und sie andere Patienten betreuen lassen. Ein passendes Konzept, ProDeMa®, finden Sie in Kap. 2 vorgestellt. Aber leider finden manche auch einen negativen Umgang damit, werden zunehmend frustriert und stumpfen dem Patienten und auch Kollegen gegenüber ab und werden selber in bestimmter Hinsicht gewalttätig – vielfach in verbaler Hinsicht. Sei es das Objektivieren, das Übersehen von Patientenforderungen, bewusstes Verweigern, oder auch Beschimpfungen des Patienten und der Kollegen.

Darüber hinaus ist ein nicht seltener Faktor für die Zunahme an Frustration, dass insbesondere die Arbeit von Pflegenden oder Rettungsdienstmitarbeitenden häufig zu Anfang übersehen, bzw. nicht wahrgenommen wird. Pflege findet u. a. präventiv statt, was in den zahlreichen Prophylaxen deutlich wird. In der Gesellschaft zeigt sich kein sofort sichtbarer Vorteil, wie es vielleicht eine Injektion eines Medikaments durch den Arzt mit folgender Normalisierung des Blutdrucks tut. Häufig beginnen die Patienten erst mit einem Krankenhausaufenthalt oder dem Beanspruchen des Rettungsdienstes zu erahnen, was die Tätigkeit der verschiedenen Berufsgruppen wirklich bedeutet. Während ihres Aufenthalts beginnen sie oft umzudenken und Pflege ist nachfolgend nicht mehr alleinig die Körperwaschung und der Umgang mit Ausscheidungen. Trotz allem ist in der Gesellschaft außerhalb des Krankenhauses »Krankenschwester« nicht der beliebteste Beruf, wenn gleich auch zunehmend zu ihm aufgesehen wird. Aber die Dimensionen der Pflege und Notfallversorgung können Laien nur schwer erahnen.

Horizontale Feindseligkeit
All diese Aspekte und noch viele mehr, können die sog. horizontale Feindseligkeit, also das aggressive Verhalten von Kollegen auf gleicher Befugnissebene, auslösen. Horizontale Feindseligkeit kann aktiv und offen ausgelebt werden, sei es durch Be-

schimpfungen, Demütigung und hinterhältigem Verhalten, oder verdeckt feindselig stattfinden: Durch Ausgrenzung, Ignorieren, Sabotage und vieles mehr. Meistens ist sie subtil und wird nicht offen ausgelebt (vgl. Bensch 2022). Auch die nonverbale Kommunikation hat hier einen hohen Stellenwert: Augenverdrehen, Abwenden und das Gesicht hinter dem Rücken einer Kollegin verziehen (Tewes 2015).

Die horizontale oder auch laterale Feindseligkeit zieht sich anscheinend von der Pflegeausbildung bis zur examinierten Tätigkeit durch – so wird dies bereits in der Ausbildung von Pflegelehrenden und Praxisanleitenden als Machtausübung benannt, sodass sich dieses Verhalten als Pflegepraxis normalisiert. Im Pflegealltag wird dies zwischen „Jung" und „Alt" teilweise fortgesetzt. Es wird sogar benannt, dass Beschwerden wegen horizontaler Feindseligkeit als Einbildung abgetan werden und somit stillschweigend toleriert und als gegeben hingenommen werden (vgl. Bensch 2022).

Wie oben bereits beschrieben kann die horizontale Feindseligkeit auf die generelle Geringschätzung der Bevölkerung an den Beruf, aber auch an anderen Dingen festgemacht werden. Bensch erwähnt unter anderem die hohe Frauenquote, wodurch rollenspezifische Mechanismen auftreten können, sodass Konflikten beispielsweise häufig aus dem Weg gegangen wird. Ebenfalls ist der Frust über Personalmangel und Arbeitsaufkommen mit dem „chronischen Nicht-Fertigwerden" (Bensch 2022, S. 203) in der Pflege als Katalysator zu benennen, welche manche Menschen anscheinend dazu treibt diesen Frust weiterzugeben.

So führt die horizontale Feindseligkeit zu einem negative Arbeitsklima und schädigt das Teamgefühl und die Zusammenarbeit und kann mit körperlichen oder seelischen Schäden begleitet sein. Wie bereits erwähnt, sind die Personalausfälle in der Krankenpflege signifikant hoch, was sich auch in dieser Hinsicht interpretieren lässt.

... es klingelt ...

Frau Schneider arbeitet schon eine Ewigkeit auf der Intensivstation und ist für ihre genaue, etwas umständliche, aber gut strukturierte Arbeitsweise bekannt. Herr Hoppe ist der liebevolle Chaot auf der Station und übernimmt nun die Patienten von Frau Schneider im Spätdienst. Bevor beide in das Patientenzimmer gehen, stehen sie mit den Patientenakten am Tresen und Frau Schneider beginnt, langsam und leise sprechend, jede medizinische und pflegerische Einzelheit der Patienten zu erörtern. Herr Hoppe tritt ungeduldig von einem Bein aufs andere und wirft Frau Klein, als diese in Richtung der Schleuse läuft, einen flehenden Blick zu. Frau Klein macht sich einen Spaß und drückt von außen auf die »Klingel« der Intensivstation, worauf Herr Hoppe grinsend in Richtung der Schleuse verschwindet. ◄

Treten Sie nun gedanklich ein Schritt zurück. Wie oft erleben Sie solche Dinge? Wie oft erwischen Sie sich aber auch selber beim Augenverdrehen und Abwenden? Ist uns immer bewusst, was wir der anderen Person antun und wollen wir wirklich diese Auswirkungen unseres Verhaltens verantworten? Nehmen wir die genannten Triggermöglichkeiten als Ausreden für unser Verhalten oder übernehmen wir die Verantwortung für unser Handeln und ändern es?

Wie schon erwähnt, ist die horizontale Feindseligkeit oft ein Mittel, um Stress zu kompensieren. Manchmal schotten wir uns auch emotional so sehr von den Schicksalen der Patienten ab, dass wir selber hart erscheinen. Dadurch beginnen wir in manchen Situationen feindselig zu handeln. Keiner gibt das gerne zu; jedoch wäre das der erste Schritt, um solches Verhalten zu vermeiden, sich selbst zu reflektieren und zu beobachten, warum und wie jeder Einzelne im Alltag handelt. Nur, wenn jeder Mitarbeitende sich der Gefahr dieser Entwicklung und dieses Verhaltens bewusst ist, kann jeder Einzelne sich davor warnen, schützen und es verhindern. Wichtig ist hier v. a. das Vorleben und auch die Umsetzung der Kommunikation und Wertschätzung durch den Vorgesetzten, die Bemühungen um Vorsorge und das Schaffen einer Plattform, auf der solche Probleme miteinander angesprochen und gelöst werden können.

Des Weiteren ist die Wertschätzung zwischen den Berufsgruppen häufig gestört. Jede Klinik unterscheidet spezifisch, was ärztliche und pflegerische Tätigkeit ist und in wie weit ärztliche Aufgaben von Pflegenden übernommen werden. Jedoch herrscht v. a. auf Intensivstationen eine ständige Aufgabenüberschneidung und somit häufig eine Aufgabenunklarheit. Bei fehlender Kommunikation behindert sie die konstruktive Zusammenarbeit und die Wertschätzung und kann zu Machtkämpfen führen. Beeinflussend auf die interprofessionelle Wertschätzung ist immer noch die, stetig abnehmende aber dennoch vorhandene, Dominanz der Medizin über die Pflege. Diese wird untermauert durch die unterschiedlichen Professionalisierung der Berufsgruppen und deren Unterstützung von rechtlicher Sicht, z. B. der Ärztekammer. Mittelmäßig bezahlter Ausbildungsberuf gegen jahrelanges Studium und bessere Bezahlung. Mittlerweile kann Pflege auch in den Bereichen Krankenpflege, Pflegemanagement, Pflegewissenschaft und interprofessionelle Gesundheitsversorgung studiert werden und die Zusammenarbeit und Kommunikation zwischen Medizin und Pflege wird auf den Intensivstationen, z. B. durch die gemeinsamen Visiten mit dem Einbeziehen der Pflegeperson oder einem ständigen interprofessionellen Austausch innerhalb der Arbeitszeit, zunehmend optimiert. Ebenso erschwert die häufige Rotation der Ärzte im Rahmen ihrer Facharztausbildung an einer Universitätsklinik die Zusammenarbeit mit der Pflege, eine konstante Leistung und Aufgabenverteilung. Dies schafft wiederum Frustration von Seiten der Pflegenden, welche sich auf die wechselnden Persönlichkeiten, deren Wissenstand aufgrund der Phase der Facharztausbildung und die jeweils unterschiedliche Einstellung zu den Berufsgruppen und die Sicht auf den Autoritätsgradienten, einstellen müssen.

Von Seiten der Ärzte ist hier eine komplett neue Situation wie die »Intensivstation« zu nennen, in die sie sich für kurze Zeit einarbeiten müssen, bisher aber keine Berührung damit erlebten, unerfahren oder wenige Erfahrungen mit Notfallsituationen hatten und ein festes Team, in dem sie ihren Platz finden müssen.

In wie weit ist bei Ihnen und auf Ihrer Station/ an Ihrem Arbeitsplatz die Wertschätzung untereinander und den Respekt füreinander verloren gegangen? Hat man sich vielleicht schon an die Stichelei und Feindseligkeiten gewöhnt und nimmt sie als normal wahr? In wie weit arbeiten bei Ihnen Berufsgruppen Hand in Hand, in Wertschätzung und in Respekt vor- und füreinander? Sind Sie eine Person, die den Austausch zwischen den Berufsgruppen forciert oder sich auf der »altertümlichen« und dominierten Rolle der Pflegenden ausruht?

Letztendlich ist es entscheidend, welche Perspektive jeder von Ihnen einnimmt: Sehen Sie den Mangel innerhalb der täglichen Arbeit im Bereich der Wertschätzung und geben dies mit dem gleichen Verhalten zurück? Oder sind Sie mutig Profil zu zeigen und diese Muster zu durchbrechen und trotz aller Umstände bereit, Streitigkeiten und Feindseligkeiten niederzulegen und als Team an einem Strang zu ziehen?

Obgleich all dieser speziellen Herausforderungen, vor denen jeder Einzelne im Berufsalltag steht, gibt es Möglichkeiten diese Herausforderungen zu meistern, sie gemeinsam als interprofessionelles Team zu bezwingen und trotz Hierarchie und Stress eine adäquate Patientenversorgung zu gewährleisten. Insbesondere in Notfallsituationen ist es wichtig, über alle diese Aspekte hinwegzusteigen und einen gemeinsamen Weg zu finden, in einer brenzligen Situation schnell, sicher und gut miteinander zu agieren.

4.4 Kommunikation beim Notfall auf der Straße[4]

… 22:30 Uhr, Zusammenstoß zweier Fahrzeuge …

Im Rahmen eines schweren Verkehrsunfalls ergibt sich folgende Situation vor Ort: Nach dem Zusammenstoß eines Kleinbusses mit einem PKW um 22:30 Uhr beschreiben Zeugen, wie die Fahrerin des PKW offensichtlich die Kontrolle

---

[4] Von Uwe Hecker

über ihr Fahrzeug verlor und daraufhin von dem Kleinbus erfasst wurde. Hierbei kam es zu einem dermaßen heftigen Zusammenstoß, dass der PKW über die Bundesstraße hinweg auf einen Park&Ride-Parkplatz geschleudert wurde. Der Parkplatz ist unbeleuchtet.

Die 16jährige (!) Fahrerin des PKW wird dabei eingeklemmt, diese Information lag aber der Rettungsleitstelle zu diesem Zeitpunkt nicht vor, sodass die Feuerwehr nicht alarmiert wurde.

Sichtung: Nach erfolgter Sichtung der Einsatzstelle, durch die Besatzung des ersteintreffenden Rettungswagens, zeigt sich folgendes Bild:

1. jugendliche Person eingeklemmt, bewusstlos, unklares Atemmuster, weitere Untersuchungen derzeit noch nicht möglich,
2. ein offensichtlich leichtverletzter Fahrer des Kleinbusses, wach, orientiert ansprechbar, massive Schmerzen am rechten Knie, konnte sich selbst aus dem Fahrzeug befreien.

Rückmeldung an die Rettungsleitstelle (RLST): Benötigt wird ein weiterer Rettungswagen (RTW) und ein Notarzteinsatzfahrzeug (NEF). Daraufhin entsendet die Rettungsleitstelle den ca. 18 km entfernten RTW und das NEF, die beide an einer Klinik der Grund- und Regelversorgung stationiert sind. Die voraussichtliche Eintreffzeit beträgt ca. 20 min. Die Ortsfeuerwehr wird ebenfalls alarmiert.

Weiteres Prozedere: Zunächst wird der »leichtverletzte« Fahrer des Kleinbusses an eine Gruppe von Ersthelfern übergeben, die sich bis zum Eintreffen weiterer Rettungskräfte um ihn kümmern. Somit kann sich das ersteintreffende Rettungsteam auf die Versorgung der bewusstlosen und eingeklemmten PKW-Fahrerin konzentrieren. Über die Hintertür der Beifahrerseite gelang es dem Notfallsanitäter sich Zugang zur Patientin verschaffen.

Trotz der erschwerten Umstände gelang es ihm einen kurzen, orientierenden Bodycheck durchzuführen.

Dieser ergab neben einer massiven Kopfplatzwunde, keine weiteren derzeit feststellbaren Verletzungen. Um eine weitere Kontrolle der Vitalfunktionen zu erhalten, wurde die Pulsoxymetrie und ein EKG angeschlossen. Die gemessene SaO$_2$ ergab einen Wert von 96 %, das EKG zeigte einen Sinusrhythmus mit einer Frequenz um die 130. Über eine Gesichtsmaske wurde der Patientin Sauerstoff zugeführt. Auf eine HWS-Immobilisation wurde wegen einer evtl. bevorstehenden Intubation verzichtet. Am rechten Arm wurde ein i. v.-Zugang 17G angelegt und offengehalten.

Verlauf: Bei Eintreffen der Feuerwehr war das NEF noch nicht an der Einsatzstelle eingetroffen, daher oblag dem Notfallsanitäter die Führung der medizinischen Rettung, der eine Crash-Rettung vorschlug (§4 NotsanG vom 22.05.2013). Diese wurde jedoch vom Einsatzleiter der Feuerwehr abgelehnt, mit dem Hinweis, weisungsbefugt sei ihm einzig und alleine ein Notarzt. Er bevorzuge aufgrund der Fahrzeugdeformation und einer möglichen Schädigung der Wirbelsäule eine möglichst schonende Rettung.

Erst als nach etwa weiteren 10 min der zweite RTW und das NEF eintrafen und der Notarzt die medizinische Einsatzleitung übernahm, wurde die Rettung auch seitens der Feuerwehr beschleunigt und eine große Seitenöffnung zur Evakuierung der Verletzten geschaffen.

Eine der ersten Maßnahmen vor Ort seitens des Notarztes, ist die Forderung eines zweiten Zugangs, was er auch in die Runde ruft. Daraufhin schaut ihn ein Feuerwehrmann verdutzt an und sagt: »*Wir beeilen uns ja schon.*«

Der zweite RTW übernahm den leichtverletzten Kleinbusfahrer, immobilisierte dessen Bein und leitete nach Rücksprache mit dem Notarzt eine Analgesie mit Fentanyl und Dormicum ein. Dessen weitere Versorgung verlief komplikationslos.

Nach der Rettung der Fahrerin, wurde diese auf eine vorbereitete Trage mit Vakuummatratze gelagert und anschließend in den Rettungswagen verbracht. Dort wurde zunächst ein weiterer Bodycheck durch den Notarzt durchgeführt. Auffallend waren die fehlenden Gurtmarken und ein bretthartes Abdomen.

Nun wies der Notarzt die Intubation an und wünschte dazu 0,25 mg Fentanyl, 100 mg Esmeron und 150 mg Propofol1%. Auch diese Ansage ging wieder in die Runde.

Der Notfallsanitäter wies nun dem Rettungssanitäter an die Medikamente vorzubereiten, während dieser die Intubationsutensilien richtete. Zwischenzeitlich führte der Notarzt die Präoxygenierung durch.

Die Medikamente wurden in der Reihenfolge der Anordnung (Analgesie, Hypnotikum, Relaxanz) injiziert. Trotz ausreichender Dauer vom Zeitpunkt der Injektion des Muskelrelaxans bis zum Einstellen mit dem Laryngoskop der Stimmbandebene öffnete sich diese nicht, sodass die Intubation nur erschwert und nach erneuter Vertiefung der Narkose möglich war. Die Spritzen waren unbeschriftet, wurden aber nach der Injektion in einer Nierenschale gesammelt, da eine Spritzenabwurfbox fehlte. Ebenso waren dort die leeren Ampullen der benutzten Medikamente zu finden.

Plötzlich dominierte im EKG ein Sinusrhythmus von 64/min. Gleichzeitig viel der Blutdruck auf systolische Werte unter 80 mmHg. Zur Kreislaufstabilisierung wurden nun 500 ml Sterofundin verabreicht sowie fraktioniert Arterenol 1:100.

Die Patientin wurde an den Notfallrespirator angeschlossen. Im Anschluss daran erfolgte die Stabilisierung der HWS mithilfe eines Stiffneck. Der Notarzt begab sich in den zweiten RTW, um das weitere Unfallopfer zu beurteilen. Dieser hatte sich bei dem Unfall, vermutlich durch das Armaturenbrett, eine offene Patellaluxationsfraktur zugezogen. Er wurde unter Analgosedierung mit Fentanyl/Dormicum transportfähig gemacht. Beide Patienten kamen in die nächstgelegene Universitätsklinik, wobei die schwerverletzte Fahrerin des PKW mit dem Verdacht eines stumpfen Bauchtraumas und eines SHT's in den Schockraum aufgenommen wurde.

Nach der eigentliche Übergabe der Patienten ging der Notfallsanitäter auf den diensthabenden Anästhesisten zu und meinte eher scherzhaft, dass ja eigentlich ein Drogenscreening bei der Patientin indiziert sei, da er diese kenne und schon länger den Verdacht hinsichtlich einer Suchtproblematik habe.

Am nächsten Tag erkundigte sich der Notfallsanitäter auf der Intensivstation der Klinik nach dem Befinden der Patientin. Diese war zwischen zeitlich wach und ansprechbar, und fragte ihn wie er denn das mit dem Drogenscreening meinte. ◄

4.4.1   Epikrise

Die Kommunikation im Rettungs- und Notarztdienst ist besonders von den vielen unterschiedlichen Gegebenheiten am Eisatzort gekennzeichnet. Diese zeichnen auch die Unterschiede bei den Kommunikationsteilnehmenden auf. Im Rahmen eines Verkehrsunfalles wie im o.g. Beispiel, dominieren neben der Vielzahl der Einsatzkräfte der Feuerwehr auch der Lärm durch deren Geräte die zur technischen Rettung notwendig sind, der vorbeifahrende Verkehr und weitere anrückende Einsatzfahrzeuge. Je nach Größe der Einsatzlage kommt eine gewisse Sensationslust zu Stande, sodass sich neben den Einsatzkräften der unterschiedlichen Hilfsdienste, auch Vertreter von Presse, Funk und Fernsehen an der Einsatzstelle wiederfinden, die z. T. nicht davor zurückscheuen, die Arbeit der Rettungskräfte erheblich zu behindern. Auch meist junge männliche Erwachsene die ihren „Kick" befriedigen wollen und das Ereignis mit dem Handy in den sozialen Medien verbreiten möchten, erschweren die Arbeit der Helfer zunehmend. Dies hat dazu geführt das in zunehmenden Maße zur Strafverfolgung die §§201, 113 und 114 StGB Anwendung finden. Das Thema hat inzwischen auch – endlich – den Deutschen Bundestag erreicht.[5] Anders ist dies bei einem häuslichen Notfall, hier spielen Angehörige eine deutlich größere Rolle. Bei einem hilfesuchenden Obdachlosen ist es hingegen oft reiner Zufall, wenn jemand den Rettungsdienst alarmiert.

---

[5] Smartphone-Gaffer: Wenn Unfallbilder zur Straftat werden (dr-datenschutz.de) Abruf vom 13.11.2023 23:15

Kommunikation mit der Rettungsleitstelle

Die erste Kommunikation findet, i. d. R. zwischen dem Erst-helfenden und dem Mitarbeiter in der Rettungsleitstelle statt. In unserem Beispiel geht aber nicht hervor, wieso z. B. die Infor-mation nicht vorlag, dass die Fahrerin des PKW eingeklemmt war, woraufhin sich ihrer Rettung deutlich verzögerte. Hier könnte evtl. eine völlig falsche Einschätzung des Ersthelfenden als Ursache vorliegen und/oder ein Abfragefehler seitens des Mitarbeitenden in der Rettungsleitstelle. Es ist daher von beson-derer Wichtigkeit den anrufenden Ersthelfenden, der auch oft als Angehöriger Mitbetroffener und daher sehr aufgeregt ist, in ein Gespräch zu verwickeln und dieses erst nach Vorliegen wirklich aller benötigten Informationen zu beenden.

Nach der Notrufabfrage erfolgt die Alarmierung der Ret-tungsmittel. Hierzu werden Hilfsmittel wie Fax, Funk und Funk-meldeempfänger (FME), Festnetztelefone und Mobiltelefone eingesetzt. Je nach Auslastung dieser Kommunikationsnetze und des regionalen Netzausbaus können bereits hier »Verständi-gungsprobleme« auftauchen. Dem alarmierten Rettungsmitteln sind alle nötigen Informationen weiter zu geben, von besonderer Wichtigkeit ist hier die genaue Angabe des Notfallortes. Bei Ein-sätzen in Wohnhäusern ist auch die genaue Weitergabe der Haus-nummern/Etage von großer Bedeutung.

Zahlen sollten unverwechselbar ausgesprochen werden: so z. B. 22 = Zwoundzwanzig, 5 = fünef, 11 = Elef, nicht eins eins. Im Zweifelsfall sollte auch das deutsche Buchstabieralpha-bet (Tab. 4.1) angewendet werden, welches seit 2022 überarbei-tet mit Städtenamen, statt männlicher und weiblicher Vornamen vorliegt.

Nach dem Eintreffen am Unfallort, hat sich das Einsatzteam einen Überblick über die Lage gemacht und gibt nun Rückmel-dung an die Rettungsleitstelle. Hier ist festzustellen, dass die Feuerwehr nicht nachgefordert wurde. Dass diese trotzdem ent-sandt wurde, ist allein der Erfahrung des Leitstellendisponenten zu verdanken, der über Ortskenntnis am Einsatzort verfügte und den unbeleuchteten Park&Ride-Parkplatz kannte.

Tab. 4.1 Deutsches Buchstabieralphabet nach DIN 5009; Fassung 2022:[6]

A	Aachen
Ä	Umlaut Aachen
B	Berlin
C	Chemnitz
Ch	
D	Düsseldorf
E	Essen
F	Frankfurt
G	Goßlar
H	Hamburg
I	Ingelheim
J	Jena
K	Köln
L	Leipzig
M	München
N	Nürnberg
O	Offenbach
Ö	Umlaut Offenbach
P	Potsdam
Q	Quickborn
R	Rostock
S	Salzwedel
Sch	
ß	Eszett
T	Tübingen
U	Unna
Ü	Umlaut Unna
V	Völklingen
W	Wuppertal
X	Xanten
Y	Ypsilon
Z	Zwickau

---

[6] buchstabieralphabet.org Abruf vom 2.01.2024 15:52

Umgang mit Ersthelfenden

Ersthelfende sind i. d. R. medizinische Laien, die besten Falls über Erste-Hilfe-Kenntnisse verfügen. Die Einbindung zur Betreuung eines Leichtverletzten ist daher durchaus gerechtfertigt. Alle Anweisungen haben aber in leicht verständlicher Sprache zu erfolgen, wie z. B. *»Bitte halten Sie einmal die Infusion.«*. Ebenso ist darauf zu achten, dass diese keine unnötige Gefährdung an der Einsatzstelle erfahren. Sobald ausreichend Einsatzkräfte vorhanden sind, haben Ersthelfende die Einsatzstelle zu verlassen. Ihnen ist auf jeden Fall für das Getane zu danken, wodurch sie u. U. motiviert werden, auch in Zukunft erste Hilfe zu leisten. Bei größeren Schadenereignissen sind sie ggf. an einsatzpsychologische Nachsorgeteams zu übergeben.

Weiterer Ablauf des Fallbeispiels

Mit Eintreffen der Feuerwehr an der Einsatzstelle kommt es zu einem Problem aufgrund Hierarchieproblematiken (Abschn.4.2), zwischen dem Einsatzleitenden der Feuerwehr und dem Notfallsanitäter, dem die medizinische Einsatzführung oblag. Solche Situationen müssen im Einsatzfall unbedingt vermieden werden, sind aber leider Abbild der Realität. Die Ablehnung der Crashrettung, durch den Einsatzleitenden, mit dem Hinweis, weisungsbefugt sei ihm einzig und alleine ein Notarzt, könnte zudem unter der Neuordnung des Berufsbild Notfallsanitäter und der klaren Aufgabenzuteilung des Berufsbildes auch für neue juristische Fragen sorgen.

Mit Eintreffen des Notarztes, der die medizinische Einsatzleitung übernahm, wurde die Rettung auch Seitens der Feuerwehr beschleunigt und eine große Seitenöffnung zur Evakuierung der Verletzten geschaffen. – Interessant ist hier, dass aus dem Beispiel leider nicht hervorgeht, ob der Notarzt nun eine Crashrettung veranlasst hat, oder ob diese nun »auf Einsicht« des Einsatzleiters stattfand. Hier können verschiedene Ursachen eine Rolle spielen: z. B. Notarzt und Einsatzleitender kennen sich und es gab schon bei früheren Einsätzen Diskrepanzen, vielleicht gab es auch einen bösen Blick des Notarztes (nonverbale Kommunikation; Abschn. 2.2).

Die Forderung nach einem zweiten Zugang seitens des Notarztes in die Runde, sowie die Reaktion des Feuerwehrmannes, zeigt sehr schön wie unterschiedlich die Bedeutung ein und derselben Begriffs unter den Teammitgliedern haben kann und wie schnell Missverständnisse dadurch entstehen. So meinte der Notarzt, mit dem Begriff »Zugang« einen weiteren Gefäßkatheter, der Feuerwehrmann glaubte ganz offensichtlich, dass die Seitenöffnung zu klein war, und der Notarzt einen weiteren Zugang zum Patienten haben wollte. Für einen Notfallseelsorgenden, könnte ein Zugang bedeuten, generell in Kontakt mit einem traumatisierten unter Schock stehenden Patienten zu kommen. Für den Pflegenden auf Station bedeutet ein Zugang, ein neuer Patient. Für den Patienten selbst bedeutet aber der Begriff »Zugang« etwas völlig Unbekanntes (Bastigkeit 2005). Besser wäre hier die Forderung nach einem zweiten Infusions- oder Gefäßzugang gewesen.

Wie gefährlich Ansagen in die Runde sein können, zeigt auch das Beispiel der Vorbereitung der Medikamente und der Intubation. Hier wird deutlich, dass in fehlerhafter Kommunikation ein enormes Gefahrenpotenzial liegt. So richtet folglich der Notfallsanitäter das Intubationsequipment, während der wesentlich schlechter ausgebildete Rettungssanitäter die Medikamente vorbereitet. Und genau hier passiert der fatale Fehler: Im Nachhinein konnte festgestellt werden, dass statt das Muskelrelaxanz Esmeron der Betablocker Esmolol aufgezogen wurde. Hiermit erklärt sich neben der narkoseinduzierten Hyptonie die Kreislaufinstabilität der Patientin.

Dies wäre durch eine geschlossene Kommunikation (Abschn. 5.3) seitens des Notarztes vermeidbar gewesen, indem er sich hätte bestätigen lassen, was er gefordert hat. Ebenso hat es sich in der Praxis bewährt die Wirkstoffnamen zu nennen, statt die Handelsnamen der Medikamente, da hier eine geringere Verwechslungsgefahr besteht.

Im Abschluss des Fallbeispiels findet sich ein Fehlverhalten seitens des Notfallsanitäters, mit einer unprofessionellen Äußerung hinsichtlich des Drogenscreenings, die ganz offensichtlich von der intubiert und beatmeten Patientin wahrgenommen wurde.

4.5   Weitere Besonderheiten im Rettungsdienst:

Wurde hingegen früher der Rettungsdienst nur als blaulichtfahrender, von „Männern" dominierter Krankenträgerdienst wahrgenommen, ist der moderne Rettungsdienst im Jahre 2024 längst zu einer festen Größe des deutschen Gesundheitssystems geworden, welcher wie viele Bereiche unter den politischen Fehlentscheidungen der letzten Jahre leidet, dennoch aber zu einem unverzichtbaren und systemrelevanten Bestandteil der öffentlichen Daseinfürsorge und der Gesellschaft geworden ist. Waren es früher Arbeits- und Verkehrsunfälle, Herzinfarkte und Schlaganfälle die den Hilfesuchenden den Rettungsdienst alarmieren liesen, sind es heute in zunehmenden Maße auch Notfälle psychiatrischer oder psychosozialer Ursache. In einigen Ballungsräumen betragen diese inzwischen bis zu 20 %.[7] Nicht nur in Gegenden mit niedrigem sozialen Status haben die Auflösung traditioneller Familien- und Nachbarschaftsstrukturen, die Zunahme von Ein-Personen Haushalten, hohe Arbeitslosenzahlen, der demografische Wandel sowie die zunehmende urbane Anonymität dazu beigetragen, dass Menschen in Situationen geraten an denen sie am Rande jegliches Selbstwertgefühls und Hilflosigkeit dem Suizid so nahe sind, das es an ein Wunder gleicht, dass sie noch den Rettungsdienst rufen.

Im Gegegensatz hierzu kann auch in sozial gut gestellten und bildungsnahen Gegenden festgestellt werden, dass die Einsatzfrequenz aufgrund psychosozialer Notfälle ansteigt. Hier sind Leistungsdruck (oft auch bei Kindern und Jugendlichen), eine zu hohe Erwartungshaltung, Versagensängste, soziale Vereinsamung und nicht zuletzt ein Realitätsverlust durch das Internet Ursache.

Diese Asozialisierung hat auch weitere Folgen, wie z. B. die Vernachlässigung der eigenen Gesundheit und Obdachlosigkeit. So waren im Jahre 2022 274.000 Männer, 185.000 Frauen und sage und schreibe 147.000 Kinder (!) in der Bundesrepublik obdachlos.

---

[7] Karutz_Artikel_Psychosozialer_Notfall.pdf (harald-karutz.de)

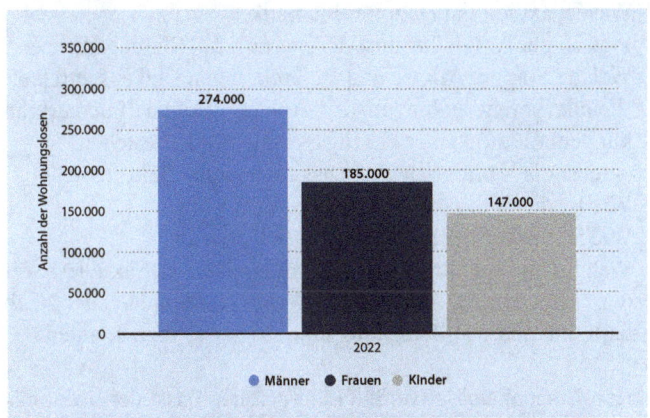

(Quelle: Wohnungslosen Männer, Frauen und Kinder in Deutschland 2022|statista Abruf vom 14.11.2023 00:13)

Für die Mitarbeitenden im Rettungsdienst bedeutet dies eine professionelle Grundhaltung einzunehmen. Da in der Regel bei diesem Patientenklientel keine Lebensgefahr besteht, -hingegen jedoch vom Hilfesuchenden eine existenzielle Brohung erlebt wird -, werden psychosoziale Notfälle häufig bagatellisiert und den Betroffenen wird mit einer gewissen Geringschätzung begegnet. Dies äußert sich auch darin, dass Betroffene häufig geduzt oder sogar beleidigt werden („Hey, Du Penner! Hast du schon wieder zuviel getrunken?"). Außerdem äußern Rettungsdienstmitarbeitende sich auch über eine vorgefundene Situation abfällig („Wie kann man nur so leben?"), oder es wird Ekel bzw. Abscheu offen geäußert („Das ist ja widerlich. Den Gestank hält kein Mensch aus!") Derartige Bemerkungen sollten aber stets unterlassen warden. Fragen, wie es hingegen dazu gekommen ist, bleiben häufig aus. An dieser Stelle ist Empathie und Deeskalation angesagt. In Abhängigkeit der tatsächlichen medizinischen Problemaitik sollten folgende Aspekte erfragt bzw. geklärt werden:[8]

---

[8] Karutz_Artikel_Psychosozialer_Notfall.pdf (harald-karutz.de)

- Was ist aktuell die Hauptproblematik?
- Was ist der Anlass für die Alarmierung des Rettungsdienstes?
- Welche Sorgen, Ängste und Befürchtungen sind aufgetreten?
- Welche Vorerkrankungen und Abhängigkeiten (Suchterkrankungen mit möglicher Entzugssymptomatik) bestehen?
- Wie ist die Wohn- bzw. Lebenssituation des Betroffenen?
- Wie ist die familiäre Situation des Betroffenen?
- Wie ist die berufliche Situation des Betroffenen?
- Welche eigenen Ressourcen könnten eventuell aktiviert werden? Gibt es z. B. Angehörige, Freunde, Bekannte oder Nachbarn, die in die Hilfeleistung einbezogen werden könnten?

Dieser Fragenkatalog verdeutlich bereits, dass der Rettungsdienst im Jahre 2023 auch Gesprächs- und damit Kommunikationspartner vieler weiterer Einrichtungen neben Arztpraxen, Angehörigen und Notfallambulanzen geworden ist, wie die folgende Abbildung darstellt:

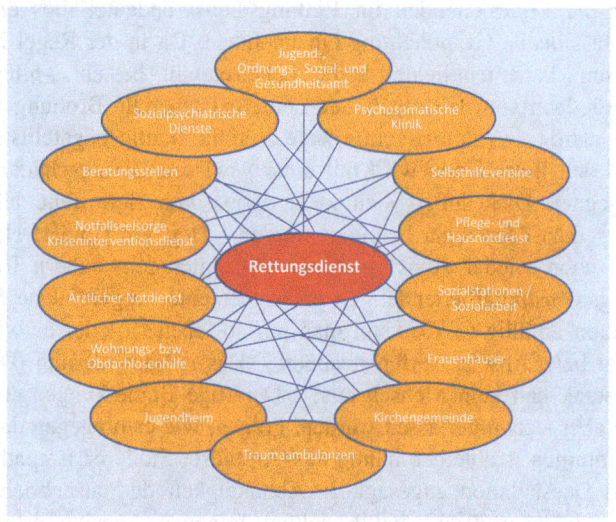

(Quelle: Karutz_Artikel_Psychosozialer_Notfall.pdf (harald-karutz.de) der Rettungsdienst in einem Akutmedizinischen und psychosozialen Netzwerk)

Literatur

Badke-Schaub P et al (2012) Human Faktors. Psychologie sicheren Handelns in Risikobranchen. 2., überarbeitete Aufl. Springer. Heidelberg.

Bartholomew K (2009) Feindseligkeit unter Pflegenden beenden. Wie sich das Pflegepersonal gegenseitig das Leben schwer macht und den Nachwuchs vergrault – Analysen und Lösungen. Huber, Bern

Bastigkeit M (2005) »Können Sie mich verstehen?« Sicher kommunizieren im Rettungsdienst. 1. Aufl. SK, Edewecht

Bensch S (2022) Horizontale Feindseligkeit in der Pflege. Steig' aus (oder fang erst gar nicht damit an). PADUA 17:203–208. Hogrefe. Göttingen.

Hawkins F (1987) Human factors in flight. Ashgate, London

Helmut P (2017) Patientensicherheit und Risikomanagement in der Pflege, 2. Aufl. Springer, Heidelberg

Deutsches Gesundheitsportal (2021) Studie untersucht: Wie gestresst sind Rettungskräfte. https://www.deutschesgesundheitsportal.de/2021/06/29/studie-untersucht-wie-gestresst-sind-rettungskraefte/. Zugegriffen: 29. Juni 2021

Pfeifer C et al (2021) Low self-reported stress despite immune-physiological changes in paramedics during rescue operations. EXCLI J 20:792–811

https://www.gesetze-im-internet.de/notsang/BJNR134810013.html. § 4 NotsanG vom 22.05.2013. Zugegriffen: 13. Juni 2016

Quantz S (2020) Arbeit darf nicht krank machen. Springer, Heidelberg

Rall M, Lackner CK (2010) Crisis resource management. Der Faktor Mensch in der Aktumedizin. Notfall- und Rettungsmedizin 13:349–356. Springer. Heidelberg.

Schwappach LB (2016) Wenn Schweigen gefährlich ist: „Speaking-up" bei Sicherheitsbedenken. In: Zeitschrift für Evidenz, Fortbildung und Qualität im Gesundheitswesen. https://www.zefq-journal.com/article/S1865-9217(16)30087-3/fulltext

St. Pierre M, Scholle A, Strembski D, Breuer G (2012) Äußern Assistenzärzte und Pflegekräfte sicherheitsrelevante Bedenken? Anästhesist 61: 857–866

St. Pierre M, Hofinger G (2020) Human Factors und Patientensicherheit in der Akutmedizin. 4. Auflage. Springer Verlag, Berlin Heidelberg

Schneider J, Ebermann HJ (2011) Human Faktors im Cockpit. Springer, Heidelberg

Storm A (Hrsg) (2023) DAK- Gesundheitsreport 2023. Analyse der Arbeitsunfähigkeiten. Gesundheitsrisiko Personalmangel: Arbeitswelt unter Druck. In: Beiträge zur Gesundheitsökonomie und Versorgungsforschung Bd 44

Sexton JB, Thomas EJ, Helmreich RL (2000) Error, stress, and teamwork in medicine and aviation. BMJ 320:745–749

Tewes R (2015) »Wie bitte?« Kommunikation in Pflegeberufen. Springer, Heidelberg

Vetter B, Gasch B, Padosch SA (2015) Medizinisches Handeln in komplexen Notfallsituationen. Anästhesist 64:298–303

Strategien und Konzepte in Notfallsituationen

5

Zusammenfassung

Basierend auf den aktuellen Reanimation-Guidelines 2021 der European Resuscitation Council (ERC) werden insbesondere die kommunikativen Aspekte der Reanimation besprochen. Die Sprache und damit die Möglichkeit zu kommunizieren, begegnet uns hier auf sehr vielfältige Art und Weise. Sei es die Stimme des Mitarbeitenden in der Rettungsleitstelle oder die Computerstimme eines automatischen externen Defibrillators. Gleichzeitig wird Teamkompetenz erörtert. Weiterhin werden die wichtigsten Akronyme im Bereich des inner- und außerklinischen Notfallmanagements thematisiert und erklärt. Das Konzept des Crew Resource Managements zur Prävention und Umsetzung in Notfallsituationen wird vorgestellt und das Training im Rahmen des Simulationstrainings hervorgehoben.

5.1   Basic Life Support und Advanced Life Support[1]

Die Maßnahmen zur Herz-Lungen-Wiederbelebung (HLW) gehören zu den am besten strukturierten Maßnahmen in der Notfallmedizin. Dies macht es möglich, dass sich ortunabhängig sowohl Laien als auch medizinisches Fachpersonal im Falle einer Reanimation »blind verstehen können«, sofern alle anwesenden Helfenden über Kenntnisse der Reanimationsmaßnahmen verfügen. Unterteilt werden die Maßnahmen in den BLS (Basic Life Support; Perkins et al. 2015) und ALS (Advanced Life Support; ILCOR 2021). Die Maßnahmen des BLS sollten von allen Personengruppen, die mit Patienten zu tun haben, regelmäßig trainiert werden.

Unter dem BLS verstehen wir die Maßnahmen Atemwege freimachen und Unterstützung von Atmung und Kreislauf ohne Hilfsmittel, ausgenommen zum Eigenschutz des Helfenden, sowie der Einsatz eines externen automatisierten Defibrillators (AED). Außerdem gehören hierzu einfache Techniken, mit denen Erstickungsanfälle bei Atemwegsverlegung durch Fremdkörper beherrscht werden können.

Die Leitlinien hierzu basieren auf dem ILCOR 2021 Consensus on Science and Treatment Recommendations (CoSTR).

Frühes Erkennen und Notruf
Dass es möglich ist einen sich anbahnenden Herz-Kreislauf-Stillstand frühzeitig zu erkennen, zeigen gleich mehrere Ausführungen aus den aktuellen Guidelines, hier heißt es z. B.: Akut auftretende Brustschmerzen müssen als Mangelversorgung des Herzes mit Sauerstoff erkannt werden. Ein Viertel bis ein Drittel dieser Patienten erleidet in der ersten Stunde nach Beginn der Schmerzsymptomatik einen Kreislaufstillstand. Daher müssen solche Ereignisse zügig erkannt und an den Arzt weitergeleitet werden. Je früher, umso besser! Dadurch können

---

[1] Von Uwe Hecker.

weitere Maßnahmen eingeleitet werden, bevor ein Kreislaufstillstand eintritt. Ist dieser aber erst einmal eingetreten, gilt es ihn schnell zu erkennen, um umgehend den Rettungsdienst bzw. das klinikinterne Notfallteam zu rufen und sofort mit der Herz-Lungen Wiederbelebung zu beginnen. Die Schlüsselsymptome sind auch in den Guidelines 2021 die fehlende Reaktion des Patienten und eine nicht normale Atmung. Darüber hinaus heißt es aber auch:

- Langsames, mühsames Atmen (Schnappatmung) muss als Zeichen eines Kreislaufstillstands betrachtet werden.
- Zu Beginn des Kreislaufstillstands können kurze Zeit krampfanfallähnliche Bewegungen auftreten. Reagiert der Patient danach nicht und atmet er nicht normal, beginnen Sie mit der CPR!

Frühe Wiederbelebung durch Notfallzeugen
Sofern unverzüglich mit diesen Wiederbelebungsmaßnahmen begonnen wird, kann hierdurch die Überlebensrate bei einem Herz-Kreislauf-Stillstand verdoppelt bis vervierfacht werden. Ist ein Notfallzeuge hierzu nicht in der Lage ist es, in der Situation außerhalb eines Krankenhauses, Aufgabe der Rettungsleitstelle ihn anzuleiten, ausschließlich Herzdruckmassage durchzuführen, bis professionelle Hilfe eintrifft. Die Umsetzung der Telefonreanimation erfolgt derzeit leider – festgestellt für die BRD – noch nicht flächendeckend.

Diese Maßnahme wird auch als »*Hands-only-CPR*« oder »*Chest compression only*« bezeichnet. Sie wird von den Autoren dieses Buches auch dann empfohlenen, wenn der Umgang mit dem Beatmungsbeutel und der Maske nicht sicher beherrscht wird und gleichzeitig Blut, Erbrochenes oder andere Faktoren (Infektionsstatus, Ekel) eine Mund-zu-Nase bzw. Mund-zu-Mund-Beatmung nicht zulassen. Dadurch kann der noch im Kreislauf verbliebene Sauerstoff durch Herzdruckmassage weiter durch den Körper transportiert werden, bis weitere Hilfe eintrifft.

Für den Klinikbetrieb ist es jedoch wichtig zu fordern, dass alle Mitarbeitenden, welche in engem Patientenkontakt stehen, an regelmäßigen Reanimationsfortbildungen teilnehmen müssen! Diese Fortbildung muss verpflichtend sein, denn sie verbessert die Patientensicherheit. Durch ein jährliches Training wird die klinikinterne Qualität und Effizienz des Umgangs mit einem Herz-Kreislauf-Stillstand erhöht und auf einem professionellen Niveau gehalten.

Frühe Defibrillation
Auch die Defibrillation hat nach wie vor einen uneingeschränkten Stellenwert, insbesondere die Anwendung sog. AED's (automatische externe Defibrillatoren). Die Anwendung dieser Geräte hat inzwischen auch Einzug in die Erste-Hilfe-Ausbildung gehalten. Erfolgt sie innerhalb von 3−5 min nach dem Ereignis kann sie die Überlebensrate auf 50–70 % erhöhen. Mehrere Studien beweisen, dass dies sowohl durch klinikeigene AEDs, aber auch durch öffentlich zugängliche AEDs erreicht werden kann. Letztere finden sich häufig an Flughäfen, Bahn- oder Busstationen, Sportstätten, Einkaufszentren sowie Bank- und Bürogebäuden. Die Österreichischen Bundesbahnen (ÖBB) haben 60 Fernzüge mit AED-Geräten ausgerüstet, die französische Staatsbahn SNCF hat ihre TGV-Flotte nachgerüstet. In der Bundesrepublik Deutschland sind weder alle ICE Züge vollständig und lediglich 9 IC Züge mit AED Geräten ausgestattet (vgl. Sternberg 2021). Hintergrund ist sowohl der fehlende Wille der Deutschen Bahn, als auch die fehlende gesetzliche Verpflichtung durch die Politik. Dort wo AED's vorhanden sind, sind diese Geräte häufig mit einem Notrufsystem (Telefon) ausgestattet, oder die Entnahme des Geräts wird direkt in der Rettungsleitstelle signalisiert. Dies ist aber nicht überall der Fall. Daher muss der Notruf unabhängig von der Entnahme des AED's erfolgen!

Je früher mit den Maßnahmen der Wiederbelebung begonnen wird, desto langsamer sinken die Überlebenschancen, im Mittel pro Minute Verzögerung etwa um 3−4 %. Jede Minute Verzögerung vor der Defibrillation vermindert die Wahrscheinlichkeit des Überlebens bis zur Klinikentlassung um 10–12 %.

Sprachanweisungen

AED-Geräte geben Sprachanweisungen, die den Ersthelfenden anleiten und somit Sicherheit vermitteln. Sie analysieren den Herzrhythmus des Patienten und fordern den Ersthelfenden auf, einen Schock abzugeben, sofern dies erforderlich ist. AEDs können schon für Kinder ab 8 Jahren verwendet werden. Hierzu heißt es:

- Bei Kindern mit einem Kreislaufstillstand soll ein Ersthelfender, der allein ist, sofort mit der CPR beginnen.
- In Fällen, in denen die Wahrscheinlichkeit eines primär schockbaren Rhythmus sehr hoch ist, wie z. B. bei einem plötzlichen Kollaps, kann er schnell einen AED holen und anlegen (zum Zeitpunkt der Alarmierung des Rettungsdienstes), sofern der AED leicht zugänglich ist.
- Wenn mehr als eine ersthelfende Person vor Ort ist, wird der zweite Ersthelfende sofort Hilfe herbeirufen und dann einen AED holen und anlegen, falls möglich.
- Geschulte Anwendende sollen die No-flow-Zeit bei Verwendung eines AED begrenzen, in dem die CPR unmittelbar nach der Schockabgabe oder der „Kein Schock"-Entscheidung wieder gestartet wird. Die Pads sollen mit minimaler oder ohne Unterbrechung der CPR aufgeklebt werden.
- Verwenden Sie nach Möglichkeit einen AED mit Leistungsabschwächung bei Säuglingen und Kindern unter 8 Jahren. Wenn dies nicht verfügbar ist, verwenden Sie für alle Altersgruppen einen Standard-AED!

Insbesondere der letzte Hinweis bedarf zukünftig großer Beachtung in der Laienausbildung aber auch in der klinischen Anwendung.

Einsatz von AEDs in Krankenhäusern

Es hat sich gezeigt, dass ein AED auch innerklinisch erfolgreich eingesetzt werden kann, bevor das Notfallteam eintrifft. Neben den Allgemeinstationen betrifft dies sicher auch viele Rehabilitations- und Nachsorgeeinrichtungen sowie verschiedene Pflegeeinrichtungen. Ziel ist eine Defibrillation innerhalb von 3 min nach dem Kollaps. In Bereichen, in denen die manuelle Defibrillation durch trainiertes Personal oder Wiederbelebungsteams rasch durchgeführt werden kann, ist die manuelle Defibrillation dem AED-Einsatz vorzuziehen.

Ein effektives Aus- und Fortbildungsprogramm (Mega-Code-Training) bildet die Grundlage jeglicher Handlungskompetenz in Notfallsituationen, unabhängig davon welche Defibrillationstechnik bevorzugt wird. Daher muss eine ausreichende Anzahl an Mitarbeitenden ausgebildet werden, damit an jeder Stelle einer Klinik innerhalb 3 min eine Defibrillation durchgeführt werden kann.

5.1.1　Die Rolle des Leitstellendisponenten

Im Vergleich zu den 2010er Guidelines richtet sich ein besonderes Augenmerk 2015 auch auf die Arbeit in den Rettungsleitstellen. Die dort tätigen Mitarbeitenden (Disponenten, Leitstellendisponenten) tragen eine enorm hohe Verantwortung und sind keinesfalls mit Mitarbeitenden in Call-Center-Agenturen vergleichbar. Sie haben alle eine medizinische Qualifikation (Rettungsassistent/Notfallsanitäter), und/oder sind Beamte der Feuerwehr. Zudem benötigen sie eine Weiterbildung zum Leitstellendisponenten und besuchen regelmäßige Fort- und Weiterbildungen. Ihrer Arbeit wird gleich an mehreren Stellen Rechnung getragen, die aber auch mit Forderungen einhergehen. So führt der ERC in Kap. 2, Seite 752, der aktuellen Guidelines zur Reanimation wörtlich folgendes aus:

> „Der Leitstellendisponent spielt eine entscheidende Rolle bei der Diagnose eines Kreislaufstillstands, bei der Anleitung zur Reanimation (Telefonreanimation), bei Hinweisen zum Standort und Herbeiholen eines AED und bei der vordringlichen Alarmierung des Rettungsdienstes."

Erkennen des Kreislaufstillstands durch den Leitstellendisponenten

Besondere Wichtigkeit liegt hierbei in der frühestmöglichen Erkennung eines Kreislaufstillstands. Hierdurch wird die Überlebenswahrscheinlichkeit erhöht, da die richtigen Maßnahmen schneller ergriffen werden können. Weiter heißt es in den Ausführungen wörtlich:

- Leitstellen sollen standardisierte Kriterien und Algorithmen einführen, um festzustellen, ob ein Patient zum Zeitpunkt des Notrufs einen Kreislaufstillstand hat.
- Leitstellen sollen ihre Fähigkeit zum Erkennen eines Kreislaufstillstands beobachten, bewerten und kontinuierlich nach Möglichkeiten suchen, um das Erkennen eines Kreislaufstillstands zu verbessern.
- Leitstellen sollen über Systeme verfügen, die sicherstellen, dass der Disponent CPR-Anweisungen für nichtreagierende Personen gibt, die nicht reagieren und nicht normal atmen
- Disponenten sollen Anrufenden, die erkennen, dass ein Erwachsener nicht reagiert und nicht normal atmet, CPR-Anweisungen zu alleinigen Thoraxkompressionen geben.[2]

Die Verbesserung der Fähigkeit des Disponenten, einen Kreislaufstillstand zu erkennen und den Dispositionsablauf zu optimieren, kann eine kostengünstige Lösung sein, um das Outcome nach Kreislaufstillstand zu verbessern.

Um den Kreislaufstillstand schnellstmöglich zu identifizieren, muss neben der Standortabfrage (»Wo ist das Ereignis?«), die Frage nach den o. g. Schlüsselsymptomen oberste Priorität haben (»Was ist passiert?«). Gleiches gilt, wenn ein Anrufender bei einem Notruf von einer krampfenden Person berichtet. Auch hier muss der Disponent den starken Verdacht haben, dass ein Kreislaufstillstand vorliegt, da neben einer Epilepsie, auch ein Sauerstoffmangel einen Krampfanfall auslösen kann.

---

[2] Leitlinienkompakt_2021 (002).pdf S.33

Leitstellengeleitete Reanimation

Eine Wiederbelebung durch anwesende Ersthelfende findet leider nach wie vor nur selten statt. Durch die telefonische Unterstützung des Mitarbeitenden in der Rettungsleitstelle wird sie jedoch häufiger durchgeführt, da Laien dazu angeleitet und motiviert werden zu helfen. Es handelt sich häufig um Freunde oder Verwandte, da über 70 % der Herz-Kreislauf-Stillstände im direkten privaten Umfeld der Betroffenen passieren! Dadurch verkürzt sich aber auch die Zeit des therapiefreien Intervalls, also die Zeit, die ohne jegliche Hilfeleistung vergeht.

Darüber hinaus wird auch die Anzahl der Thoraxkompressionen effektiv erhöht. Ebenso wurde das Outcome der Patienten nach Kreislaufstillstand außerhalb des Krankenhauses (OHCA) über alle untersuchten Patientengruppen hinweg verbessert und weiter konnten alle überlebenden Patienten eine bessere Lebensqualität erzielen. Die Disponenten in der Rettungsleitstelle sollen daher bei dem Verdacht eines Kreislaufstillstands immer eine Telefonreanimation anbieten. Bei erwachsenen Patienten, soll der Disponent ausschließlich Anleitung zur Thoraxkompression geben. Bei Kindern hingegen ist die Anleitung zur Beatmung und Thoraxkompression erforderlich. Die Leitstellendisponenten müssen also beide Techniken am Telefon anleiten können.

Dies erfordert neben der Fort- und Weiterbildung der Disponenten und ihrer kommunikativen Fähigkeiten aber auch eine ausreichende personelle Ausstattung der Rettungsleitstellen, die zu jeder Tages- und Nachtzeit an 7 Tagen die Woche zu gewährleisten ist!

Ablauf der Maßnahmen
Führen Sie Thoraxkompressionen folgendermaßen durch:

- Drücken Sie auf die Mitte des Brustkorbs
- Drücken Sie bei einem durchschnittlichen Erwachsenen ungefähr 5 cm tief, aber nicht tiefer als 6 cm
- Komprimieren Sie den Thorax mit einer Frequenz von 100–120/min, unterbrechen Sie so selten wie möglich
- Entlasten Sie nach jeder Kompression den Brustkorb vollständig; lehnen Sie sich nicht auf den Brustkorb

Diese einfachen Formulierungen können sowohl in der Schulung, als auch in der Anleitung am Telefon oder direkt angewendet werden, z. B. wenn Sie im privaten Umfeld im Rahmen einer HLW mit der Thoraxkompression abgelöst werden müssen.

Eine andere einfache Formulierung wäre z. B.: »*Legen Sie Ihre Handwurzel mitten auf den Brustkorb und die andere Hand darauf.*« Im Fall einer Ausbildung oder Demonstration, zeigen sie wie Sie Ihre Hände auf der unteren Hälfte des Brustbeins platzieren. Im Training sollte kontinuierlich die Bedeutung der richtigen Drucktiefe betont werden.

5.1.2 Psychologische Folgen

Auch die Auswirkungen von Reanimationsmaßnahmen auf Ersthelfende und Angehörige finden in den Guidelines von 2021 Beachtung. Ging man früher davon aus, dass diese belastenden Situationen psychische Folgen bis hin zu einer posttraumatischen Belastungsstörung haben könnten, so weiß man heute, dass es Angehörige eher als hilfreich empfinden, durch einfache Maßnahmen, wie z. B. dem Halten einer Infusion, mithelfen zu können. Hierdurch erleiden sie auch nicht das Gefühl »Nichts tun zu können«. Diese Beobachtung wird auch durch eine Studie zu Public-Access-Defibrillation (PAD) gestützt, die nur wenige negative psychologische Effekte in Verbindung mit einer Wiederbelebung oder dem Einsatz eines AED aufzeigt. Weitere Fragebogenstudien zur Wiederbelebung zeigen, dass Notfallzeugen ihre Maßnahmen als positive Erfahrung einstuften.

Das seltene Auftreten von nachteiligen psychologischen Auswirkungen bei Ersthelfenden nach einer Wiederbelebung soll jedoch behandelt werden. Daher ist es unerlässlich anwesende Ersthelfende zu beobachten und ggfs. nach ihrem Befinden zu fragen.

Darüber hinaus ist Ihnen für die geleisteten Maßnahmen zu danken, um sie so auch zukünftig zur Ersten Hilfe zu motivieren.

Dies gilt gleichfalls für die Klinik wenn Intensivmediziner und Pflegende im Rahmen einer Notfallversorgung auf »Normalstation« aufeinander treffen. Auch hier gilt es stets einen respektvollen und wertschätzenden Umgangston zu bewahren. Dies bildet innerklinisch auch die Grundlage jeglicher Feedback-Gespräche.

5.1.3 Maßnahmen des ALS

Die erweiterten lebensrettenden Maßnahmen für Erwachsene (»advanced life support«, ALS) kommen erst zum Einsatz, nachdem die oben beschriebenen Basismaßnahmen begonnen und, wenn sinnvoll, ein automatisierter externer Defibrillator (AED) verwendet wurde. Sie sollten nahtlos ineinander übergehen, da erstere fortgeführt werden und sich mit den erweiterten Maßnahmen überschneiden.

Wesentlichsten Änderungen seit der Veröffentlichung der Guidelines 2010 sind (Soar et al. 2015):

1. Der anhaltende Schwerpunkt liegt beim Einsatz innerklinischer Notfallteams, die zur Versorgung eines sich verschlechternden Patienten hinzugerufen werden, und die somit zur Vermeidung eines innerklinischen Kreislaufstillstands dienen.
2. Wiederholt wird auch die Forderung, Thoraxkompressionen hoher Qualität während jeglicher ALS-Maßnahme nur minimalst und für ganz bestimmte Maßnahmen zu unterbrechen. Dies beinhaltet auch einen Defibrillationsversuch.
3. Ein weiterer Fokus liegt bei der Anwendung selbsthaftender Defibrillations-Pads und einer Strategie zur Minimierung der Thoraxkompressionspause vor der Defibrillation. Hier spielt sicher die Kommunikation im Team bzw. des Teamleitenden eine entscheidende Rolle (hierzu siehe Abschn. 5.3. CRM).
4. Das neue Kapitel über ALS-Monitoring betont die Verwendung der graphischen CO_2-Messung. Diese dient dazu die Lage des Tubus zu überprüfen, die Qualität der Wiederbelebungsmaßnahmen zu überwachen und so frühzeitig einen Hinweis auf den Wiedereintritt eines Spontankreislaufs zu bekommen.
5. Im Rahmen des Atemwegsmanagements wird ein schrittweises Vorgehen, abhängig von Patientenfaktoren, aber auch von

den Fertigkeiten des Helfenden, empfohlen. Es gilt die Devise: Sauerstoff rettet Leben, nicht der Tubus!

6. Hinsichtlich der medikamentösen Therapie wird eindringlich die zügige Adrenalininjektion von 1mg alle 3-5min innerhalb der Struktur des ALS empfohlen.

7. Die routinemäßige Anwendung mechanischer Reanimationshilfen wird derzeit nicht empfohlen. Jedoch stellen diese eine sinnvolle Alternative in Situationen dar, wo durchgehende qualitativ hochwertige Thoraxkompressionen nicht durchgeführt werden können, oder diese für den Helfenden ein Sicherheitsrisiko darstellen. Beispielsweise sei hier der Transport im Rettungswagen genannt.

8. Die Verwendung des Ultraschalls kann zur Feststellung reversibler Ursachen eines Kreislaufstillstands eine Rolle spielen.

9. Extrakorporale lebensrettende Techniken, wie z. B. eine mobile Herz-Lungen-Maschine, können im Einzelfall als rettende Maßnahmen eine Rolle spielen, wenn Standard-ALS-Maßnahmen nicht erfolgreich sind.

5.1.4 Leitlinien zur Vorbeugung des innerklinischen Kreislaufstillstands

Nach wie vor bildet das frühe Erkennen einer Verschlechterung des Herz-Kreislauf-Zustands und Vorbeugen des Kreislaufstillstands das erste Glied in der Überlebenskette. Von allen Patienten, die innerklinisch einen Kreislaufstillstand erleiden, werden nur ca. 20 % lebend aus dem Krankenhaus entlassen. Die Ausbildung des medizinischen Personals, die Überwachung der Patienten, das Erkennen der Verschlechterung dieser sowie ein Alarmierungssystem und eine effektive Reaktion darauf gehören zu den wichtigsten Maßnahmen im Bereich der Vorbeugung.

Das Problem

Entgegen aller Vermutungen ist ein Kreislaufstillstand bei stationären Patienten auf Normalstation kein plötzliches oder gar unvorhersehbares Geschehen. Oftmals zeigen sie eine zwar langsame aber stets fortschreitende Verschlechterung. Dabei werden

Symptome wie Hypoxämie und Hypotonie vom Stationspersonal häufig übersehen oder unzureichend behandelt. Werden solche Patienten aufgefunden, ist der initiale Herzrhythmus meist nicht mehr defibrillierbar. Dies gilt gerade dann, wenn zuvor Zeichen einer Ateminsuffizienz oder eines Schockgeschehens existierten. Entsprechend gering ist die Krankenhausentlassungsrate. Eine frühzeitige und effektive Behandlung kann einige Kreislaufstillstände, Todesfälle und Aufnahmen in den Intensivbereich vermeiden. Deshalb kommt der frühzeigen Erkennung einer Verschlechterung des Patienten eine besondere Bedeutung zu. Auch hier spielt die offene und vor allem frühzeitige Kommunikation erneut eine bedeutende Rolle, denn der ERC fordert zur Prävention des innerklinischen Kreislaufstillstands (in-hospital cardiac arrest, IHCA):

- Der ERC unterstützt die gemeinsame Entscheidungsfindung und den Vorsorgedialog, die Reanimationsentscheidung in Notfallbehandlungspläne zu integrieren, um die Klarheit der Behandlungsziele zu erhöhen und zu verhindern, dass andere, neben der CPR, indizierte Behandlungen unbeabsichtigt vorenthalten werden. Diese Pläne sollen konsequent dokumentiert werden.
- Kliniken sollten ein Track-Trigger-Frühwarnsystem zum frühen Erkennen von Patienten verwenden, die schwer krank sind oder bei denen das Risiko einer klinischen Verschlechterung besteht.
- Kliniken sollen das Personal hinsichtlich der Erkennung, Überwachung und sofortigen Therapie des akut erkrankten Patienten schulen.
- Kliniken sollen alle Mitarbeitenden anweisen, Hilfe zu rufen, wenn sie einen Patienten identifizieren, bei dem das Risiko einer klinischen Verschlechterung besteht. Diese Hilferufe dürfen auch lediglich auf klinischen Bedenken und nicht auf konkreten Vitalparametern beruhen.
- Kliniken sollen klare Regeln für das Vorgehen bei abnormalen Vitalfunktionen und kritischen Krankheitszuständen festlegen. Dies kann die Benachrichtigung eines Intensivpflege-

team und/oder eines Notfallteam (z. B. ein medizinisches Notfallteam, ein „Rapid Response Team") sein.

- Das Klinikpersonal soll strukturiert kommunizieren, um eine effektive Informationsweitergabe sicherzustellen.
- Die Patienten sollen in einem klinischen Bereich betreut werden, der über das für die Schwere der Erkrankung geeignete Personal, Fähigkeiten und Einrichtungen verfügt.
- Kliniken sollen Kreislaufstillstandereignisse analysieren, um Möglichkeiten zur Systemverbesserung zu finden und wichtige Erfahrungen mit dem Personal austauschen.

Unzulänglichkeiten im Erkennen und Behandeln sich verschlechternder Patienten
Hierunter werden sowohl seltene, späte oder unzureichende Kontrollen der Vitalparameter sowie mangelhafte Kenntnisse über die Normalwerte der Vitalparameter verstanden. Aber auch unzureichende Vorgaben für Vitalparameterprotokolle zählen hier dazu. Das Personal (Ärzte und Pflegende gleichermaßen) vergisst, die Überwachung zu intensivieren und die medizinische Versorgung zu beschleunigen. Dies ist häufig die Folge von ohnehin schon überlastetem Personal. Hinzu kommen Probleme bei der Untersuchung und Behandlung von Störungen der Atemwege, der Atmung und des Herz-Kreislauf-Systems. Fehlendes technisches Know-how bei der Anwendung des Monitorings erschwert das Ermitteln der richtigen Parameter zusätzlich. Auch organisatorische Unzulänglichkeiten, wie schlechte Kommunikation, mangelhaftes Teamwork und unzureichende Anwendung von Plänen zur Limitierung der Behandlung, sind leider nicht selten.

Hilferuf und Reaktion auf kritische Gesundheitszustände
Die Kritik an der eigenen Urteilsfähigkeit ist einer von vielen Gründen, weshalb gerade junge Pflegende und Ärzte es oft schwierig finden, Hilfe anzufordern oder die Behandlung auszuweiten. Außerdem wird gerade unter jüngeren Kollegen häufig die Meinung vertreten, dass das Erstbehandlungsteam fähig sein soll, fachspezifische Probleme selbstständig in den Griff zu bekommen.

Dabei sollte der Grundsatz gelten: Der Patient steht bei uns im Mittelpunkt; wir sind sein Behandlungsteam. Es ist sicher eine Selbstverständlichkeit, aber auch eine Sache der Qualitätssicherung, dass nahezu alle Kliniken versichern, ihr gesamtes Personal habe die Befugnis, Hilfe anzufordern, oder sei darin ausgebildet, strukturierte Kommunikationswerkzeuge zu nutzen. Hierdurch soll eine wirkungsvolle interprofessionelle Kommunikation sichergestellt werden. Neuere Forschungsergebnisse weisen jedoch darauf hin, dass strukturierte Kommunikationswerkzeuge im klinischen Alltag selten benutzt werden. Darüber hinaus wird vom GRC zur Behandlung des innerklinischen Kreislaufstillstands (IHCA) in den Leitlinien (2021, S. 51) folgendes gefordert:

- Kliniken sollen systematisch das Ziel verfolgen, einen IHCA zu erkennen, die CPR sofort zu starten und wenn nötig schnell (<3 min) zu defibrillieren.
- Alle Klinikmitarbeitenden sollen in der Lage sein, einen Kreislaufstillstand schnell zu erkennen, Hilfe zu rufen, die CPR zu starten und zu defibrillieren: einen AED anzulegen und die Sprachanweisungen zu befolgen oder einen manuellen Defibrillator zu verwenden.
- Europäische Kliniken sollen eine einheitliche „Herzalarm"-Standardnummer (2222) einführen.
- Kliniken sollen ein Reanimationsteam haben, das sofort auf IHCA reagiert.
- Alle Mitglieder des Klinikreanimationsteam sollen einen akkreditierten ALS-Kurs für Erwachsene abgeschlossen haben.
- Die Mitglieder des Reanimationsteams sollen die wichtigsten Fertigkeiten und Kenntnisse beherrschen, um einen Kreislaufstillstand zu behandeln, einschließlich manueller Defibrillation, erweitertem Atemwegsmanagement, Anlage eines intravenösen bzw. intraossären Zugangs sowie Identifizierung und Behandlung reversibler Ursachen.
- Das Reanimationsteam soll sich zu Beginn jeder Schicht treffen, um die Teamrollen zu besprechen und zuzuordnen.
- Kliniken sollen die Reanimationsausrüstung standardisieren

Nach dem Spiel ist vor dem Spiel

Dieses Zitat von Fußballtrainerlegende Josef »Sepp« Herberger kann durch die leichte Abwandlung in »nach dem Notfall, ist vor dem Notfall« auch auf die Patientenversorgung innerhalb einer Akutversorgung angewendet werden. Die Parallelen zum Mannschaftsport sind dabei nicht augenscheinlich – jedoch bei genauem Hinsehen offensichtlich. Ähnlich dem Fußball bedarf es zunächst Strukturen, die für die Ausbildung und Motivation des Personals verantwortlich sind (Stationsleitung → Pflegende und Arzt = Trainer). Auch im Spiel selbst werden verschiedene Rollen ausgefüllt. Wir benötigen Stürmer (Teamleitende, die strukturieren) und Liberos (Personen, die defensiv flexibel einsetzbar sind). Unsere Mittelfeldspielenden hingegen sind diejenigen, die direkt die Intubation richten und assistieren, die die Thoraxkompression übernehmen und sich um die Defibrillation kümmern. Die Positionen links und rechts außen werden durch den Springer wahrgenommen, der uns Dinge und Utensilien herbeiholt, die nicht direkt im Zimmer sind, der BGA's einspritzt, oder das Röntgen informiert und sich um einen Beatmungsplatz kümmert. Außerdem benötigen wir eine Reihe von Auswechselspielern, also Kollegen, die nicht direkt in die Notfallversorgung eingebunden werden, und damit die weiteren Patienten versorgen und überwachen können.

Eine Notfallversorgung bindet häufig zu viele Personalreserven. Es muss zwingend darauf geachtet werden, dass weitere Patienten hierdurch nicht gefährdet werden und weiterhin eine ausreichende Überwachung und Versorgung erfahren.

Während es beim Fußball jedoch normal ist, dass sich die Spielende nach dem Spiel in die Kabine zurückziehen und von ihrem Trainer ein Feedback erhalten, zählen Feedbackgespräche nach einem Notfall nicht zwingend zur Tagesordnung.

Wie Sie hierbei vorgehen, können Sie im Abschn. 5.3.1 vertiefen.

5.2   Akronyme[3]

Wie in Abschn. 4.1 beschrieben, kann durch Distress eine Einengung des Denkens entstehen, welche das Denken und Handeln in Notfallsituationen oder Stresssituationen einschränkt. Um in Stresssituationen auf einfache Schemata zurückgreifen zu können und strukturiert zu arbeiten, kommen in der Medizin viele Akronyme zum Einsatz.

Ein Akronym kann auch als ein Initialwort bezeichnet werden, welches zusammenhängende Dinge übersichtlich gestaltet und einprägend ist. Hierbei werden die Anfangsbuchstaben der Maßnahmen oder Schlagwörter als ein Wort zusammengefügt.

5.2.1 Akronyme in der Soforthilfe für Laien

Vielen sind die Grundakronyme der Erste-Hilfe-Ausbildung im Rahmen des Führerscheinerwerbs noch vor Augen:

5 W's
Die 5 W's, in welchen die Struktur zum Absetzen eines Hilferufes gegeben wird:

- Wo ist der Unfall?
- Was ist geschehen?
- Wie viele Verletzte?
- Welche Verletzungen liegen vor?
- Warten auf Rückfragen.

HELD-Schema
Im Rahmen der Erste-Hilfe-Ausbildung erlernt man ebenso das HELD-Schema, welches die Priorisierung bei einem Hinzukommen zu einem Unfall/ Vorfall klärt:

---

[3] Von Julia Weißgerber.

- Hilfe anfordern bzw. Notruf absetzen,
- Ermutigen und Trösten des Patienten,
- lebenswichtige Funktionen prüfen und Sofortmaßnahmen einleiten,
- Decke unterlegen oder zudecken.

SSSS-Schema

Als weiteres Akronym für Laien und Professionelle kann das SSSS-Schema benannt werden, welches einem Helfenden Überblick über eine Situation ermöglichen soll (vgl. Schmid et al. 2022)

- Scene: Beurteilung der Einsatzstelle. Wahrnehmung von Tageszeit, Ort, Temperatur, etc.
- Safety: Eigen- und Fremdgefährdung einschätzen, Persönliche Schutzausrüstung anlegen.
- Situation: Situationsbeurteilung mit Verletzungsmechanismus, Unfallhergang, Anzahl der Betroffenen
- Support: Beurteilung vom Unterstützungsbedarf. Notwendigkeit von ÄrztInnen, Feuerwehr, Polizei, Notarzteinsatzfahrzeug, …

5.2.2 Akronyme für das Auffinden von Patienten und Strukturierung der klinischen Untersuchung

Bei der Erstbeurteilung eines Notfallpatienten ist es wichtig strukturiert und priorisiert mögliche lebensbedrohliche Störungen wahrzunehmen. Die Erstbeurteilung wird als Primary Survey bezeichnet und gestaltet sich nach dem Leitsatz „Treat first what kills first" (Dietz-Wittstock und Kegel 2022, S. 15). Dies bedeutet, dass in der Behandlungspriorität das Element Vorrang hat, welches am lebensbedrohlichsten ist.

cABCDE-Schema

Das cABCDE-Schema wird in den Reanimationsleitlinien als Handlungsschema zur Überprüfung eines Patienten benannt. Das cABCDE-Schema verfolgt systematisch – das heißt priorisiert nacheinander – die einzelnen Buchstaben von „c" bis „E" – hierdurch verhilft es den oben genannten Leitsatz umzusetzen und die lebensbedrohlichsten Elemente als erstes zu identifizieren. Durch die Akronymstruktur unterstützt es den Helfenden nichts wichtiges zu vergessen und ruhig und besonnen die Struktur als Orientierungshilfe zu nutzen (Vgl. Hötger et al. 2019, S. 16 f.).

Das cABCDE-Schema wird international angewendet und findet in jedem Bereich der Notfallversorgung Anwendung.

- critical: Das kleine „c" steht für den Sonderfall einer stark blutenden Wunde. Es wird von einem „vorgezogenen c" gesprochen (Semmel 2016, S. 36). Hier soll der Fokus auf eine schnellstmögliche Blutstillung gelegt werden, um weitere ABCDE-Probleme zu unterbinden. Als Maßnahmen werden hier das Anlegen eines Tourniquet, der Druckverband, das Abbinden oder ggf. auch das Abdrücken etwas oberhalb der Blutungsquelle benannt, um weiteren Blutverlust zu verhindern. In der Literatur wird auch statt einem kleinen „c" von einem „x" gesprochen.
- Airway: Freie Atemwege vorhanden? Vorhandensein der Spontanatmung? Schwellung im Bereich der Atemwege oder Risiko hierzu? Ist eine HWS-Immobilisation notwendig?
- Breathing: Anzeichen von einer Zyanose? Messwert der Sauerstoffmessung? Atemmuster und Thoraxbewegungen? Ergebnis der Auskultation der Lunge?
- Circulation: Vorhandensein eines Kreislaufs? RR- und HF-Werte? Anzeichen für innere oder äußere Blutungen, sowie Frakturen? Rekapillarisierungszeit des Nagelbetts zur Erfassung einer Zentralisation?
- Disability: Neurologische Funktionseinschränkungen? Pupillenreaktion? Werte des Glasgow-Koma-Scores? Blutzuckerwerte? Anzeichen für eine Intoxikation?
- Environment/Exposure: Werden weitere Verletzungen nach völligem Entkleiden sichtbar? Wie kann der Patient vor einer Hypothermie geschützt werden?

SAMPLER(S)-Schema

Das cABCDE-Schema wird meist durch das SAMP-
LER(S)-Schema ergänzt, welches der besseren Anamneseerhebung
dient. Hierdurch kann bestmöglich ausgeschlossen werden, dass
wichtige Informationen übersehen werden. Das letzte „S" wird in
Klammern angegeben, da hier nur gebärfähige Personen betroffen
sind (vgl. Hötger et al. 2019, S. 22 f.). Das SAMPLER(S)-Schema
ist Teil des Secondary Surveys:

- Symptome: Hier werden die vorhandenen Symptome der
  Person wahrgenommen. Ebenfalls sollte hier das PQRST-
  Schema zur Erhebung von Schmerzen durchgeführt werden
  (siehe Kapitelverlauf)
- Allergien: Welche Allergien hat der Patient? Allergieausweis
  vorhanden?
- Medikamente: Welche Medikamente nimmt der Patient routi-
  nemäßig ein oder wurden aktuell eingenommen?
- Patientenvorgeschichte: Vorerkrankungen, Krankengeschichte
  oder Verlauf bekannt?
- Letzte Mahlzeit: Wann war die letzte Mahlzeit und Trinken
  des Patienten? Wann war der letzte Stuhlgang?
- Ereignis: Welche Ereignisse traten direkt vor dem Unfall auf
  und sind ggf. symptomauslösend?
- Risikofaktoren: Welche Risikofaktoren liegen bei der Person
  vor?
- Schwangerschaft: Liegt aktuell eine Schwangerschaft vor,
  bzw. könnte eine Schwangerschaft vorliegen. Muss somit
  weiteres ärztliches Personal verständigt werden, bzw. die
  Schwangerschaft überprüft und sichergestellt werden?

BE PRO LIFE

Im Rahmen des Auffindens von Personen sowie von Bewusstlosen kann der Helfer sich anhand des Leitsatzes »BE PRO LIFE«
mit den Handlungsmaßnahmen orientiren. Dieses Akronym ist
ein englischer Leitsatz, wird aber von deutschen Handlungsanweisungen ausgefüllt und ist nicht als Priorisierung zu verstehen,
sondern als Gedächtnisstütze des Handlungs-Bundles:

- Blutzucker messen,
- Erheben der Kurzanamnese,
- Puls fühlen,
- RR messen,
- Oxygenierung prüfen,
- Lunge auskultieren,
- Inhalation von Sauerstoff bei Bedarf,
- Flexüle (i.v.- oder i.o.-Zugang) legen,
- EKG ableiten.

IPPA(F)-Schema

In der Ausbildung von Notärzten und Rettungsdienstpersonal hat sich, zur Untersuchung von Notfallpatienten auch das IPPA(F)-Schema bewährt, welches eine Systematik zum Ablauf der Notfalluntersuchung darstellt.

- Inspektion, hierfür muss der Patient zuvor entkleidet werden. Dabei achtet der Untersucher auf erkennbare Verletzungszeichen (Wunden, Hämatome, Fehlstellungen). Auch die Körperöffnungen (Mund, Nase, Ohr) werden auf Blut und Fremdkörper untersucht.
- Palpation, beinhaltet das Abtasten der Körperstrukturen Schädel, Hals, Thorax, Abdomen, Becken und der Extremitäten. Dabei achtet man auf Frakturzeichen und überprüft die Stabilität von Thorax und Becken. Der Untersuchende sollte dem Patienten während der Palpation ins Gesicht schauen, um Schmerzreaktionen feststellen zu können. Zusätzlich kann der Puls an verschiedenen Stellen des Körpers palpiert werden, um die Durchblutung (Abschn. 5.2.4 DMS-Kontrolle) zu überprüfen.
- Perkussion beschreibt das zur Diagnostik durchgeführte Abklopfen der Körperoberfläche. Dabei wird das unter der Körperoberfläche liegende Gewebe in Schwingungen versetzt. Die daraus resultierenden Schallqualitäten geben Aufschluss über den Zustand des Gewebes. So kann die Größe und Lage eines Organs oder der Luftgehalt des Gewebes abgeschätzt werden. Dazu wird ein Finger auf die Körperoberfläche ge-

legt und mit einem Finger der anderen Hand darauf geklopft. Die Schallqualität gibt Aufschluss über den Organbefund:

- sonorer Klopfschall: bei Perkussion der gesunden Lunge hörbarer hohler Ton,
- hypersonorer Klopfschall (lauter und hohler als sonorer Klopfschall, sog. Schachtelton): Hinweis auf übermäßigen Luftgehalt, z. B. bei Lungenemphysem, Asthma, Pneumothorax usw.,
- gedämpfter Klopfschall (leiser und kürzerer Ton, vergleichbar dem bei Beklopfen des Oberschenkels, sog. Schenkelschall): Hinweis auf verminderten Luftgehalt oder Flüssigkeitsansammlung, z. B. bei Aszites, Pleuraerguss, Pneumonie, usw.
- tympanitischer Klopfschall (hohler, beinahe musikalischer paukenähnlicher Klang): Hinweis auf luftgefüllte Hohlräume, wie bei Kaverne, luftgefülltem Magen oder Darm.

- Auskultation, erfolgt mittels Stethoskop und dient der Befunderhebung von Lunge, Herz und Bauch. Dabei wird die Lunge im direkten Seitenvergleich auskultiert und gibt somit Auskunft über die Lungenbelüftung. Die Auskultation des Abdomens dient zur Feststellung der Darmfunktion oder der Erhebung kindlicher Herztöne bei Schwangeren. Sie ist eine einfach zu erlernende Untersuchungsmethode, die jedoch sehr von der Erfahrung des Untersuchers und der Qualität des Stethoskops abhängig ist.

- Funktionskontrolle, findet nur statt, wenn zuvor ausgeschlossen worden ist, dass durch diese Untersuchung, von Gelenken, Muskeln und Nerven keine weitere Schädigung erfolgt. Dabei werden die wichtigsten großen Gelenke auf ihre Funktion überprüft und nach Aufforderung vom Patienten selbst bzw. vom Untersuchenden durchbewegt. In der neueren Literatur wird gerade für die Präklinik die Funktionsprüfung nicht mehr empfohlen, da sie mit einem erheblichen Risiko behaftet ist.

BE-FAST

Ein weiteres wichtiges Akronym ist BE-FAST (Schmid et al. 2022). FAST wird beim Auffinden von Patienten angewendet, bei welchen ein Apoplex oder eine Hirnblutung vermutet wird. Studien bestätigen, dass insbesondere Schlaganfälle im vorderen Stromgebiet zu 60–90 % erkannt werden können (vgl. Aroor und Goldstein 2017). Durch die Erweiterung zum BE-FAST-Schema sollen auch die Apoplexien im hinteren Stromgebiet leichter erkannt werden:

- Balance: Hat der Patient Gangstörungen, Schwindel oder Koordinationsstörungen?
- Eye: Sieht der Patient Doppelbilder, hat er einen Visusverlust oder Sehstörungen?
- Face: Hat der Patient Lähmungserscheinungen im Gesicht?
- Arms: Hat der Patient Lähmungserscheinungen oder Sensibilitätsstörungen in den Armen?
- Speech: Kann der Patient einen Satz nachsprechen, wie ist die Aussprache und die Vokalbildung?
- Time: Falls Auffälligkeiten vorliegen: Wieviel Zeit ist seit dem Beginn der Symptome verstrichen?

Die Abkürzung FAST wird auch für das standardisierte Vorgehen bei der Ultraschalldiagnostik nach einem Trauma verwendet: **Fo**cused **A**ssessment with **S**onography for **T**rauma.

5.2.3 Akronyme zur Strukturierung einer Übergabe

Ziele einer Übergabe sind es Informationen zum psychischen und physischen Zustand, sie das geplante Vorgehen und die Klärung von organisatorischen Fragen zu ermöglichen. Im Notfall muss eine Übergabe kurz und bündig, aber mit allen notwendigen Informationen von statten gehen. Parthum und Weinzierl (2004) belegen, dass 42 % der übermittelten Informationen in Übergaben nicht behalten werden. Es konnte sogar von Lauterbach (2008) nachgewiesen werden, dass teilweise falsche Aussagen zu Medikamenten oder Dosierungen weitergeben werden. Dies kann in Notfallsituationen fatal sein, sodass auch diese mithilfe von Akronymen sichergestellt werden kann. Eine strukturierte Übergabe ist elementar, um Patientensicherheit und Versorgungsqualität zu erhalten.

(I)SBAR-Schema
Um den interprofessionellen Informationsfluss zu fördern und keine wichtigen Fakten zu unterschlagen, wird das (I)SBAR-Schema empfohlen. Ursprünglich im Militär erfunden und auf den Luftsektor übertragen, findet es nun in verschiedenen Bereichen der Medizin und Pflege Anwendung. Die WHO empfiehlt dieses Schema seit 2016 zur strukturierten Übergabe sowie die DGAI (vgl. Hans et al. 2023).

- Identification: Identität der Person, welche die Übergabe durchführt und die des Patienten
- Situation: Situationsbeschreibung und aktuelles Geschehen
- Background: Diagnose, Aufnahmedatum, Anamnese und Behandlungsverlauf, Vorerkrankungen
- Assessment: erfolgte Untersuchungen und Befunde, Beschreibung der Beobachtungen und Veränderung strukturiert anhand des ABCDE-Schemas
- Recommendation: Empfehlungen zur Weiterbehandlung, weiteres Vorgehen, offene Aufgaben

BAUM-Schema
Ein weiteres Übergabeschema ist das sog. BAUM-Schema von der Universität Frankfurt am Main, welches v. a. bei der Übergabe zwischen Notfallsanitäter und Notarzt genutzt werden kann. Es ist sehr gut mit anderen Schemata kombinierbar. Es setzt sich aus den Worten:

- Bestand (Patientendaten und Situationsbeschreibung vor Ort),
- Anamnese des Patienten, durchgeführter
- Untersuchungen und den darauf folgenden
- Maßnahmen zusammen.

Hierdurch erlangt der Notarzt einen Abriss über die bisher eingeleitete Therapie und kann dann gemeinsam mit dem Team der Notfallsanitäter den weiteren Verlauf strukturieren.

SINNHAFT- Schema
Im Jahr 2021 wurde ein Delphi-Verfahren durchgeführt, in welchem die korrekten Inhalte einer Merkhilfe für die Übergabe festgehalten werden konnten. Hieraus entstand das Akronym SINNHAFT zur vollständigen strukturierten Übergabe:

- Start: Die Übergabe wird durch die übergebende Person mit den Worten „Start" als Signal zum Beginn der Übergabe begonnen werden. Empohlen ist, dass hierbei alle Tätigkeiten am Patienten eingestellt werden, um die Übergabe vollständig aufnehmen zu können.
- Identifikation: Hier werden Geschlecht, Name und das Alter des Patienten benannt.
- Notfallereignis: Dieses wird anhand der drei W benannt. Was ist passiert mit Leitsymptome und Verdachtsdiagnose. Wie ist es passiert (Ursache)?. Wann ist es passiert mit dem Zeitpunkt des Ereignisses. Optional kann mit den Punkten Wo und Woher ergänzt werden.
- Notfallpriorität: Hier werden die Beobachtungen des ABC-DE-Schemas benannt. Falls es kein Problem bei einem Buchstaben geben sollte, sollte dies ebenfalls ausgesprochen werden, z. B. „kein A-Problem vorhanden".
- Handlung: Die Handlung sollte direkt an die jeweilige Notfallpriorität gekoppelt werden, z. B. dass bei einem eingeengten Atemweg durch Schwellung eine Intubation erfolgt ist.
- Anamnese: In diesem Schritt werden Inhalte des SAMPLER(S)-Schema benannt, Infektionsverdacht oder soziale Aspekte wie eine vorliegende Patientenverfügung etc. benannt.
- Fazit: An diesem Punkt sollte die Person, welche den Patienten nun weiterbetreut die Inhalte in einer kurzen Zusammenfassen im Sinne einer geschlossenen Kommunikation wiederspiegeln. Hier werden kurz das Notfallereignis, die Notfallprioritäten und die Handlungen benannt.

- Teamfragen: Als letzter Punkt sollte nach offenen Punkten gefragt werden, bevor sich die übergebende Person aus dem Gespräch verabschiedet.

Laut Literatur sollte diese Übergabe nicht länger als 120 s dauern und mit Hilfe eines stakkatoartigem Stils begleitet werden (vgl. Gräff et al. 2023).

5.2.4 Akronyme in bestimmten Situationen oder bei bestimmten Patientengruppen

Innerklinisch wie außerklinisch werden viele weitere Akronyme angewendet.

H's und HITS
So gibt es besonders für den Herzkreislaufstillstand zwei Akronyme, welche nach Empfehlung 2015 des ERC gemeinsam betrachtet werden sollten:

- Die 4 H's vereinfachen den Überblick über folgende mögliche Ursachen eines Herzkreislaufstillstands:
- Hypoxie,
- Hypovolämie,
- Hypo-/Hyperkaliämie und
- Hypothermie.

Des Weiteren greifen die HITS weitere reversible Ursachen für einen Herzkreislaufstillstand auf:

- Herzbeuteltamponade,
- Intoxikation,
- Thromboembolie und einen
- Spannungspneumothorax.

MONA-Schema
Vielfach bekannt ist das MONA-Schema im Rahmen eines akuten Koronarsyndroms, welches durch eine Oberkörperhochlagerung ergänzt wird:

- Morphin: Morphingabe 3–5 mg,
- Oxygen: Sauerstoffgabe unterhalb einer S_pO_2 von 94 %,
- Nitroglycerin: Gabe bei RR >90 mmHg und persistierender Angina pectoris,
- Acetylsalicylsäure: Acetylsalicylsäure 150–300 mg i.v. oder p.o.

OPQRST-Schema
Auch für die Schmerzanamneseerhebung wurde ein Akronym entwickelt. Das OPQRST-Schema sollte im Rahmen des SAMP-LER(S)-Schema beim ersten Schritt miterfragt werden.

- Onset: Wann und wie begannen die Schmerzen?
- Provoziert: Was verstärkt oder vermindert den Schmerz? Wie ist er in Abhängigkeit zur Lagerung, Atmung und Bewegung?
- Qualität: Welchen Schmerzcharakter hat der Schmerz (dumpf, stechend, brennend, …)?
- Region/Radiation: Wo ist der Schmerz lokalisiert? Strahlt der Schmerz aus?
- Stärke: Wie stark ist der Schmerz, bestenfalls erhoben mittels einer Schmerzskala passend zum Patienten
- Time: Haben sich die Schmerzen im Verlauf verändert, wie lange bestehen die Schmerzen?

DMS-Akronym
Zur Beurteilung von Patienten nach Gefäß- oder Nervenverletzung, oder Therapie mit einem Peridualkatheter, kann das DMS-Akronym angewendet werden, welches die wichtigen zu beurteilenden Funktionen hervorhebt:

- Durchblutung,
- Motorik der Extremitäten,
- Sensorik der Extremitäten.

Falls einer dieser Punkte pathologisch auffällt, sollte weiterführende Diagnostik und engmaschige Beobachtung, bis hin zu Interventionen, durchgeführt werden.

DOPES-Schema

Speziell beim beatmeten Patienten kann zur Ursachenklärung eines Sauerstoffabfalls das DOPES-Schema genutzt werden:

- Dislokation des Tubus,
- Obstruktion des Tubus durch Schleim oder Abknicken,
- Pneumothorax,
- Equipmentversagen: Funktionsstörung des Beamtungsgeräts oder des Materials,
- Stomach: Überblähung des Magens durch Maskenbeatmung.

BELLA-Konzept

Letztendlich gibt es auch für die psychologische Betreuung eines Patienten in Krisensituationen ein Akronym. Das BELLA-Konzept von Sonneck (D'Ameligo et al. 2006) befasst sich mit der Beurteilung der Gefährdung und Behandlungsnotwendigkeit sowie einleitender Maßnahmen zur psychischen Stabilisierung eines Patienten:

- Beziehung aufbauen,
- Erfassen der Situation: Überblick über Auslöser und Einflussfaktoren schaffen,
- Linderung der Symptome: Emotionen ansprechen, benennen und Schutzraum geben,
- Leute mit einbeziehen oder Gegenstände, um Unterstützung zu geben,
- Abschluss: Abschätzung der Fremd- und Eigengefährdung, Klären einer Weiterbehandlung.

PECH-Regel (engl. RICE)

Die PECH-Regel kommt aus dem Bereich der Sportmedizin und umfasst die Maßnahmen:

- Pause,
- Eis,
- Compression (Kompression) und
- Hochlagern.

Im englischsprachigen Raum spricht man von RICE

- rest,
- ice,
- compression,
- elevation.

Diese Maßnahmen dienen als erste Behandlungsmaßnahmen bei Muskel- und Gelenkverletzungen, um weiteren Schaden so gering wie möglich zu halten und können sofort von dem Patienten oder einem helfenden Laien angewendet werden. Sie sind jedoch keine abschließende Therapie, sondern dienen ausschließlich der vorläufigen Erstversorgung einer Verletzung. Die PECH-Regel und insbesondere die Kühlung sind ungeeignet zur Behandlung von Muskelkrämpfen, obwohl (P)ause und (H)ochlegen zu einer Schmerzlinderung und zur Regeneration beitragen können.

HELLP-Syndrom
Das HELLP-Syndrom ist eine schwerwiegende Erkrankung während der Schwangerschaft. Dabei stehen die Buchstaben HELLP für die englischen Begriffe der wichtigsten Befunde:

- Haemolysis (hämolytische Anämie),
- elevated liver enzyme levels (erhöhte Leberwerte: GOT, GPT, GLDH, LDH, AP, γGT, Bilirubin),
- Low platelet count (Verminderung der Thrombozyten, der Blutplättchen = Thrombozytopenie).

Bei Auftreten eines HELLP-Syndroms und gleichzeitiger Eklampsie ist die sofortige Entbindung die einzige wirksame Maßnahme zur Rettung von Mutter und Kind!

5.2.5   Scoring-Systeme

Vereinzelt erlangen auch Scoring-Systeme den Effekt eines Akronyms.

Apgar-Score

Beispielhaft steht hierfür der Apgar-Score, der 1952 erstmals von der US-amerikanischen Anästhesistin Virginia Apgar vorgestellt und nach ihr benannt wurde. Dabei handelt es sich um ein Punkteschema, mit dem sich der klinische Zustand von Neugeborenen standardisiert beurteilen lässt. Mithilfe dieser Beurteilung wird der Zustand des Neugeborenen und dessen Anpassung an das Leben außerhalb der Gebärmutter beschrieben. Die Kriterien kann man sich anhand der Einzelbuchstaben – ähnlich einem Akronym –, merken:

- Atmung (Atemanstrengung),
- Puls (Herzfrequenz),
- Grundtonus (Muskeltonus),
- Aussehen (Hautfarbe),
- Reflexe (Reflexerregbarkeit).

Die Bestimmung wird eine, fünf, zehn und 60 min nach der Geburt durchgeführt. Je Merkmal werden jeweils 0 Punkte (Merkmal fehlen), 1 Punkt (Merkmal nicht ausgeprägt) oder 2 Punkte (Merkmal gut vorhanden) vergeben und in das Untersuchungsprotokoll eingetragen; die maximale Punktzahl ist 10 pro Untersuchungseinheit.

5.2.5.1 Fazit

Anhand von Akronymen können in Notfallsituationen Strukturen verdeutlicht und Sicherheit gegeben werden, da die Kollegen anhand des Akronyms Hilfestellung erlangen und wichtige Handlungspunkte oder Differenzialdiagnosen nicht übersehen werden. Akronyme sollten in den Arbeitsalltag mit einbezogen werden, sodass sie in einer Stresssituation einfach abrufbar sind. Nur durch regelmäßiges Anwenden kann in Notfallsituationen gewinnbringend darauf zurückgegriffen werden.

5.3   Crew Resource Management und Simulationstraining[4]

Neben den bisher vorgestellten Möglichkeiten, um Notfallsituationen zu strukturieren und zu optimieren, etablierte sich in der Luftfahrt das Crew Resource Management. Das Konzept wurde aufgrund von mehreren tragischen Flugzeugunfällen innerhalb eines NASA-Workshops 1979 erschaffen und in den folgenden Jahren stark weiterentwickelt. Der Anästhesist David Gaba übertrug das Konzept auf die Medizin (ACRM nach Howart et al. 1992). Mittlerweile ist CRM unter verschiedenen Benennungen bekannt, z. B. dem „Crisis Resource Management" oder dem „Company Resource Management". Es wird aktuell meist als „Crew Resource Management" bezeichnet, da hierdurch die konstruktive Haltung und der Einbezug des gesamten Teams einen hohen Stellenwert bekommen (vgl. Rall und Langewand 2022, S. 4).

Bereits beim Lesen der Benennung werden drei wichtige Punkte transparent:

- Als erstes wird die „Crew", also das behandelnde Team im Gesamten, angesprochen. Jedes Teammitglied ist Teil des Geschehens und beeinflusst die Situation positiv oder negativ.
- Der zweite Schwerpunkt liegt auf „Resource", den vorhandenen personellen, räumlichen aber auch den materiellen Ressourcen, welche benutzbar sind, um die Situation zu optimieren.
- Das „Management" fasst beide Punkte zusammen – es ist eine komplexe kognitive Aufgabe die einzelnen Teammitglieder und Ressourcen zu koordinieren und passend zur Bewältigung der Situation einzubringen.

So kann mit der CRM-Definition nach David Gaba (Standfort) die grobe Konzepterklärung geschlossen werden: Er definiert CRM als

---

[4] Von Julia Weißgerber.

„Die Fähigkeit, das Wissen, das getan werden muss, auch unter den ungünstigen Bedingungen der Realität eines medizinischen Notfalls in effektive Maßnahmen im Team umzusetzen."

Das Konzept CRM ist mittlerweile in der Medizin weltweit anerkannt. Es vermittelt Kompetenzen, um einerseits kritische Ereignisse vorzubeugen und hat folglich einen hohen Präventionscharakter, in dem die Agierenden geschult werden und fortan die CRM-Leitsätze in ihrer Arbeit umsetzen können. Andererseits dient CRM auch dazu, kritische Situationen als Individuum und Team adäquat zu managen, da pflegerische und ärztliche Handlungen, die Kommunikation und die Zusammenarbeit bewusst gelenkt, strukturiert und aufeinander abgestimmt werden (vgl. Rall und Lackner 2010, S. 354).

In früherem Wortgebrauch stand, wie bereits erwähnt, das „c" für auch für „Crisis", sodass der Fokus des Konzeptes auf Notfallsituationen, bzw. Zwischenfälle in der Medizin zugeschnitten waren. Das Konzept kann aber nicht alleinig auf Zwischenfälle am Patienten übertragen werden, sondern hält auch in Bereichen wie der Mitarbeiterführung Einzug (vgl. Rall und Langewand 2022).

Crew Resource Management kann nicht alleinig theoretisch erlernt, sondern muss anhand praktischer Umsetzung und Reflexion verinnerlicht werden. Deswegen wird es anhand von Simulationstrainingseinheiten vermittelt und schafft vor allem in den Bereichen des Rettungswesens, Schockraum- sowie Intensiv- und Anästhesiemanagements interdisziplinäre Trainingseinheiten.

In einem CRM-Training können die Teilnehmenden neben dem Üben von technischen Fähigkeiten (Technical-Skills) vor allem im Bereich der Soft-Skills oder auch Human Faktor die Handlungen des Teams reflektieren und einordnen. Diese werden als „NOTECH" oder „Non-technikal-Skills" benannt. Der Faktor Mensch ist, wie in einem vorherigen Kapitel beschrieben, entscheidend im Umgang mit Situationen, in welchen schnelle und effektive Entscheidungen und Handlungen wichtig sind.

Durch das CRM-Training sollen die Teilnehmenden lernen, vorhandene Ressourcen zu erkennen, Handlungsstrategien in Zwischenfällen dynamisch einzusetzen und Tätigkeiten zu priorisieren. Durch die Kombination aus Übung von Hard-Skills und Non-technical-Skills soll letztendlich die Rate an Zwischenfällen in der Medizin reduziert und eine sichere und effiziente Abhandlung von Notfallsituationen mit Erhöhung der Patientensicherheit gewährleistet werden.

CRM findet in Hochrisikobereichen, wie unter anderem der Luftfahrt und der Medizin, Anwendung und möchte hierbei auf verschiedenen Ebenen die Teamarbeit und Kommunikation verbessern, sowie typischen Fehlern und Fallstricken vorbeugen, um letztendlich die Patientensicherheit zu erhöhen. CRM schafft anhand von 15 Leitsätzen Bewusstsein für diese Elemente und führt Instrumente ein, welche diese positiv beeinflussen sollen (siehe Abschn. 5.3.3).

Da das Training der CRM-Leitsätze im Simulator geschult wird, wir nun folgend zunächst die Sinnhaftigkeit, Auswirkungen und Aufbau von Simulationstraining betrachtet.

5.3.1 Simulationstraining

Die Umsetzung und das Erlernen des CRM-Konzepts finden im Rahmen eines (meist) interdisziplinären Simulationstrainings statt.

Steinacker übersetzt Gabas (2004) Definition von Simulation folgendermaßen: „...*reale Erfahrungen durch geführte Erfahrung zu ersetzen oder zu verstärken, die oft von Natur aus immersiv sind wesentliche Aspekte der realen Welt auf vollständig interaktive Weise hervorrufen oder replizieren*" (Steinacker 2022, S. 6).

Dies bedeutet, dass Simulation uns einerseits ermöglicht Erfahrungen zu machen. Diese sollte bestenfalls immersiv sein, also ein vollständiges Eintauchen in die Situation ermöglichen, um in der Simulation Situationen hervorzurufen, die im beruflichen Alltag auftreten können. Aber nicht jede Simulation kann so eine Immersivität auslösen und auch die beste Simulation hat hierbei ihre Grenzen. Generell können zwei verschiedene Simulatorarten je nach realitätsgetreuer Wiedergabe, der sogenannten Fidelity, unterschieden werden:

1960 wurde der erste Low-Fidelity-Simulator, die Resusci-Anne von Laerdal erfunden. Mithilfe der Resuscie-Anne
konnte damals das Beatmen und nachfolgend auch die Herzdruckmassage geübt werden. Low-Fildelity bedeutet, dass eine
geringe Realitätstreue oder Detailtreue vorhanden ist und der
Übende keine oder nur wenig Rückmeldung durch den Simulator erhält (vgl. Steinacker et al. 2022, S. 15, vgl. St. Pierre und
Breuer 2018, S. 132). Auch können diese Art der Simulatoren
als Part-Task-Trainer benannt werden (vgl. St. Pierre und Breuer
2018, S. 6). Dies bedeutet, dass nur einzelne Fähigkeiten, wie
z. B. das Reanimieren oder Beatmen geübt werden können –Ka-
theterlegen kann man jedoch nicht an der Resusci-Anne üben.

Die zweite Art von Simulatoren sind High-Fidelity-Simulato-
ren, welche es seit Mitte der 1970 Jahre gibt. Hierbei ist meistens ein umfangreiches Übungsmodell vorhanden, welche durch
Computerassistenz und vielseitige Einsatzformen möglichst
hohe Realitätsnähe zu vermitteln versucht: Der Simulator kann
atmen, kann sprechen oder durch ihn gesprochen werden, ein
EKG ist ableitbar und auch das Anlegen von Ableitungen oder
Injektionen sind an unterschiedlichen Stellen möglich. Der erste
High-Fidelity-Simulator war SimOne und heute ist vielen die
Nursing-Anne oder der SimMan bekannt, welche vielfach An-
wendung finden (vgl. St. Pierre und Breuer 2018, S. 7 f.).

Aber nicht nur Geräte kommen in der Simulation zum Einsatz, auch Schauspielpatienten werden genutzt, um insbesondere
kommunikative Kompetenzen zu erlernen. Eine Hybridsimula-
tion vereint sogar beides – ein Schauspielpatienten und ein Simulator, wie z. B. dass ein Schauspielpatient mit einem Injekti-
onspad ausgestattet wird und somit Kommunikation und Injektion simuliert werden. Die bestmögliche Realitätstreue schafft
aber vor allem die In-Situ-Simulation, da hier das Simulationstraining vor Ort am beruflichen Arbeitsplatz durchgeführt wird
(vgl. Steinacker et al. 2022, S. 7).

Doch was kann an einem Simulator überhaupt erlernt werden?

Zunächst kann hierdurch Wissen vermittelt werden, wie z. B.
ein bestimmtes Beatmungsgerät bedient werden kann. Dann

können wie bereits oben benannt verschiedene Hard-Skills trainiert werden – die korrekte Reanimation, Intubation, Katheteranlage, etc. Für diese beiden Lernmöglichkeiten ist größtenteils ein Low-Fidelity-Simulator ausreichend. Für andere Lernmöglichkeiten muss jedoch eine dynamischere Situation abgebildet werden, wie z. B. zum Lernen von neuem oder verändertem Verhalten in Kommunikation, Interaktion und Sicherheit. Dies sind die im Kap. 4 benannten Human Faktors, wie z. B. Entscheidungen getroffen werden oder wie eine Person sich in ein Team eingliedert. Aber auch eine Fehleridentifikation oder eine Prüfung kann an einem Simulator abgelegt werden, wobei letzteres in Form einer OSCE (Objective structured clinical examination) zu empfehlen ist (vgl. Meyer 2016, S. 943). Die Leitlinie „Simulation als Lehr-Lernmethode" vom SimNAT Pflege 2022 beschreibt das Ziel von Simulationslernen als die Förderung von beruflicher Handlungskompetenz, damit in der realen Situation reflektiert, selbstorganisiert aber auch kompetent gehandelt werden kann.

Vorteile eines Simulationstrainings sind v. a., dass kein Patientenrisiko besteht und Fehler somit gestattet sind. Durch die praxisnahen Fälle und die Interaktion im Team entsteht eine sehr reale Situation und das trainierende Team kann verschiedene Handlungsmöglichkeiten ausprobieren, ohne den Patienten zu gefährden. Jedes Teammitglied kann verschiedene Rollen und Aufgabenbereiche ausprobieren und sich erproben. Hierdurch entsteht ein einheitlicheres und umfassendes Bild für eine Notfallsituation bei jedem Einzelnen.

Die Übenden werden später in der Praxis weniger Hemmung besitzen, bestimmte Rollen einzunehmen und mehr Sicherheit in der Handlung an sich, z. B. dem Richten der Intubation unter Zeitdruck oder dem Aufziehen von verschiedenen Medikamenten, erlangen. In einem Simulationstraining können die verschiedensten Szenarien geübt werden, bis hin zu Grenzsituationen mit massivsten Komplikationen. Somit können die Kollegen unter sicheren Bedingungen an ihre eigenen Grenzen kommen, sowohl in psychischer und physischer Hinsicht, als auch im Blick auf ihre fachlichen und sozialen Kompetenzen.

Durch die nachfolgende Videoevaluation kann die Teamperformance und die Kommunikation sowie die Entscheidungsfindung und Ausführung »überprüft« werden. Hier können u. a. ungute Teamdynamiken, wie z. B. die des Autoritätsgradienten (Abschn. 4.2), analysiert werden. Aufgrund der Wiederholbarkeit eines Szenarios ist es möglich, eine problematische Situation oder auch eine seltene Komplikation so oft zu wiederholen, bis das Team in dessen Abhandlung Sicherheit erlangt hat. Letztendlich führt ein regelmäßiges Simulationstraining zu einer Erhöhung der Patientensicherheit – aufgrund der Verbesserung der Teamperformance und der fachlichen wie sozialen Kompetenzen (Happel et al. 2010). Weiterhin wird die Teamzusammengehörigkeit gefördert!

Durch das realistische Setting innerhalb der Simulation wird den Teilnehmenden die Möglichkeit gegeben zu lernen, wie man unter Stress und Zeitdruck adäquat im Team kommunizieren kann, Aufgaben verteilt und Ressourcen zielsicher einbezieht. Hilfreich ist hier ein Trainer, der als Teammitglied fungiert und auf bestimmte Aspekte aufmerksam machen kann (Happel et al. 2010). Eine untrainierte Gruppe kann mit einem Trainer als Teamleitenden in einer Simulation beginnen und sich in den weiteren Simulationen ohne Hilfe des Trainers entwickeln. Geleitet wird das CRM-Training durch einen Instruktor, der eine spezielle Ausbildung oder Erfahrung mit dem Leiten eines CRM-orientierten Trainings hat. Die Kompetenz des Instruktoren ist entscheidend zum Lernzuwachs. Dieser sollte im gesamten Simulationslernen und Debriefing eine ehrliche, wertschätzende, vertrauensvolle und konstruktive Arbeit ermöglichen und klare Lernziele für das erstellte Szenario konzipieren, damit ein zielgerichtetes und nachhaltiges Lernen mit Verhaltensänderung stattfinden kann (vgl. Meyer 2016, S. 945 ff.). Die SimNAT-Leitlinie ergänzt diese Anforderungen um die Notwendigkeit von der Förderung gegenseitigen Respekts, die Wichtigkeit von Sensibilität für entgegengesetzte Perspektiven und die stetige Anerkennung von bestehendem Wissen (vgl. SimNAT 2022, S. 12).

Das Simulationstraining wird in 4 Phasen aufgeteilt: Briefing, Simulation, Debriefing und Evaluation. Insbesondere die dritte

Phase sollte auch nach einer realen Notfallsituation in gekürzter Weise durchgeführt werden:

Briefing
Im Briefing oder Prebriefing lernen die Teilnehmenden die Simulationsumgebung kennen und es kommt zu einer Vorstellung aller Beteiligten. Wichtig ist es, vorhandene Grundregeln zu thematisieren und die Lernziele der Simulationseinheit transparent zu machen. Teilweise werden hier auch schon individuelle Problematiken und Herausforderungen angesprochen, die Einzelne mitbringen. Die Teilnehmenden erhalten eine Einführung in das Training und eine Schulung der Inhalte des CRM-Konzepts sowie den Leitsätzen von CRM. Wichtig ist zudem, dass betont wird, dass sich die Lernenden in einem geschützten Rahmen befinden und ihre Defizite nicht nach außen getragen werden, sondern das Training allein der Professionalisierung dient. In einer Notfallsituation auf der Intensivstation werden die Briefings meistens nicht durchgeführt, da das Team sich kennt und die Arbeitsumgebung bekannt ist.

Simulation
Die Simulationsphase kann zwischen 20–60 min dauern und wird auf Video aufgezeichnet. Innerhalb des Szenarios agiert das Team oder die Person im Simulator in sich und wird zunächst nicht unterbrochen. Je nach Trainingsziel und Teamzusammenstellung können nun die unterschiedlichsten Komplikationen und Notfälle erprobt werden. Wichtig ist es jedoch, dass in einem Szenario immer Schwerpunkte gesetzt werden, sodass ein Cognitive Overload vermieden wird – die Lernziele sind eher kleiner zu setzen, als ein zu komplexes Szenario durchzuführen. Alle Lerninhalte sollten in der folgenden Phase debriefbar sein.

Meistens gibt es neben den Simulierenden auch Personen, die in einem anderen Raum das Szenario mithilfe der Videotechnik verfolgen. Diese Personen spielen im Verlauf des Debriefings eine wichtige Rolle, um an den mentalen Modellen (warum handelt eine Person in einer bestimmten Weise oder Annahme) zu arbeiten.

Debriefing

Das Debriefing ist das Herzstück des Simulationstrainings, da in dieser strukturierten und theoriegeleiteten Nachbesprechung das persönliche Lernen stattfindet. Das Debriefing wird durch den geschulten Instruktor geleitet und insbesondere hier muss eine offene und vertrauensvolle Atmosphäre zum Lernen eröffnet werden. Im Fokus steht die Förderung der Reflexionsfähigkeit der Person, welche im Szenario war, aber auch der Debriefinggruppe. Wichtig ist, dass zunächst die Personen, die im Szenario waren, debrieft werden und erst im späteren Verlauf die zuschauende Gruppe in das Debriefinggespräch einbezogen wird. Durch die Reflexion des Erlebten und die Verknüpfung mit dem vorhandenen Fachwissen werden Erinnerungs-, Fähigkeits- und Wissenslücken geschlossen und die erworbenen Kompetenzen auf die beruflichen Situationen übertragen (vgl. SimNAT 2022, S. 16). Das ehrliche Fragen nach dem Warum steht hier im Mittelpunkt, um die mentalen Modelle für die Handlungen aufzudecken, diese zu korrigieren oder zu übernehmen und daraus zu lernen. Dies wird auch als Double-Loop-Learning bezeichnet (vgl. Meyer 2016, S. 944). Hieraus lassen sich nicht nur Fertigkeiten im Folgenden verändern, sondern auch eine andere Haltung anbahnen sowie das persönliche Selbstvertrauen steigern (vgl. SimNAT 2022, S. 16).

Die Dauer vom Debriefing kann unterschiedlich sein. Im Mittel dauert ein Debriefing 20–40 min (vgl. St. Pierre und Breuer 2018, S. 192).

Das Debriefing ist wie bereits erwähnt theoriegeleitet und kann anhand verschiedener Modelle durchgeführt werden. Das Debriefing kann als alleinig mündliches Feedbackgespräch oder auch mit Videoaufnahmen aus dem Szenario belegt werden, sodass die Handlungen transparent gemacht werden und Schritt für Schritt Kernelemente aus dem Szenario besprochen werden können.

Beispielhaft sollen die vier Debriefingphasen nach Barbara Steinwachs 1997 und die Erklärung von St. Pierre und Breuer 2018 herangezogen werden:

- Phase 1 – Übergangsphase: „Dampf ablassen" der Simulierenden. Die ersten Minuten des Debriefings werden dazu benötigt, sich aus der Rolle im Szenario zu verabschieden und
  direkt auf die Situation zu reagieren. Das kann ein „puh, wie
  herausfordernd war das!", ein „yeah, wir waren ein klasse
  Team!" oder auch ein kurzes Klärungsbedürfnis haben, wenn
  Dinge unrealistisch waren und somit zur Irritation geführt
  haben. Nach dieser Phase sollten die Hauptpersonen des Debriefings in einer analytischen Haltung angekommen sein.
- Phase 2 – Beschreibungsphase: In der zweiten Phase geht es
  darum zunächst die Simulation und das Geschehen in der Simulation zu beschreiben. Was glauben die Personen, die im
  Szenario waren, dass für eine Situation vorgelegen hat? Unter
  welcher Annahme haben sie gehandelt und wie haben sie die
  Handlungen erlebt, waren diese korrekt?
- Phase 3 – Analysephase: Hier nutzt der Instruktor verschiedene Techniken und auch Videoausschnitte des Szenarios,
  um die Selbstreflexion der Handlungen und Kommunikation
  zu unterstützen und herauszufinden, warum die Personen
  in welcher Weise gehandelt haben und weswegen Konflikte
  oder Probleme aufgetaucht sind. Es wird die Technik der
  „advocacy and inquiry" angewendet, welche den Regeln von
  konstruktivem Feedback folgt, aber das Ziel hat, Fehler zu benennen und nachfolgend zur Handlungs- oder Verhaltensänderung zu führen. Beispielsweise benennt der Instruktor, dass
  Person X beim Reanimieren an der Puppe nicht tief genug
  und zu langsam gedrückt habe (advocacy) und benennt, dass
  dies nicht suffizient für die Wiederbelebung sei (inquiry).
  Wichtig ist nun, dass nachfolgend gefragt wird, warum die
  Person in dieser Weise gehandelt hat. Wie Meyer es benannt
  hat, die Frage nach dem ehrlichen Warum – ist hier entscheidend. Der Instruktor nutzt Fragetechniken, um die mentalen
  Modelle aufzudecken, bzw. auf Probleme aufmerksam zu
  werden, die zu Schlüsselmomente werden können (vgl. St.
  Pierre und Breuer 2018). Beispielsweise könnte die Begrün-
  dung sein, dass der Person a) die Leitlinien nicht bewusst sind
  für das Wissen um die Tiefe und Geschwindigkeit der Reanimation, b) die Person zu wenig Kraft und Ausdauer hatte,

c) die Person dachte allein handeln zu müssen, oder d) Unklarheit über das Verhalten und Vorgehen beim Wechsel in der Reanimation herrschte. In dieser Phase können auch schon die Personen, welche das Szenario im anderen Raum verfolgt haben, einbezogen werden, sodass dieses beispielsweise die gleiche Frage gestellt werden kann, um deren mentalen Modelle darzustellen und hierdurch aufzudecken, ob es ein individuelles oder generelles Problem sein könnte. Die Autorin möchte hierbei besonders auf die in Kap. 4 vorgestellten Punkte wie z. B. den Autoritätsgradienten verweisen, welcher meist ein kollektives Verhalten in sich birgt. Durch das Öffnen des Debriefings ist es möglich, voneinander zu lernen und festzustellen, dass man als Person nicht allein mit dieser Herausforderung ist. Der Instruktor könnte ebenfalls fragen, welche Alternativen es in der Handlung gegeben hätte oder welche Hilfsmittel, bzw. welche Guidelines hierzu bekannt sind.

- Phase 4 – Anwendungsphase: Nun stellt sich die Transferaufgabe inwieweit man das Gelernt in den Alltag hinüberretten kann. Was möchten die Personen, die im Szenario waren, im Alltag umsetzten, was könnte schwierig werden und welche Unterstützung benötigen sie hierbei? Ist es vielleicht auch notwendig Standards zu etablieren und Verhalten zu ändern? Eine knackige und konkrete Take-Home-Message ist zielführend, um nicht zu vage zu bleiben.

Der Flori krampft schon wieder – Debriefing

Nachdem Frau Weber die Runde über Station beendet hat, begibt sie sich in den Aufenthaltsraum, wo sich alle bereits versammelt haben. Der Teamleiter beginnt mit der Reflektion. Dr. Faust lobt Frau Weber, dass diese so zügig das Notfallteam verständigt und anfangs routiniert gehandelt hat. Zur Schülerin Paula Schmitt gewandt, sagt er: *»Super, dass Sie meinen nonverbalen Hinweis verstanden haben, sich um die Mutter zu kümmern. Ansonsten werden Sie die gesamte Situation hoffentlich gut beobachtet haben, damit Sie später eigenverantwortlich handeln können.« »Insgesamt hat es gut geklappt, nachdem ich da war. Was war vorher los?«.* Frau

Dr. Sommer sagt, anfangs sei es gar nicht rund gelaufen, die Aufgabenzuteilung war unklar, Frau Weber wäre plötzlich weg gewesen und die Schülerin hätte aufgrund der Unerfahrenheit nicht helfen können. Frau Weber antwortet: *»Sie wollten doch ein Pulsoxy – also habe ich eins geholt. Das nächste Mal sag ich Bescheid, dass ich die Aufgabe übernehme.«* Dr. Faust schaltet sich ein: *»Gab es keine klaren Kommandos, wer was tun soll?«.* Die übrigen Teamteilnehmenden schauen sich an und ihnen wird klar, dass dies das Problem in der Situation gewesen sein könnte. Dr. Faust bemerkt dies und sagt: *»Wenn wir die Situation im Ganzen betrachte, war unser Hauptproblem, dass zu Beginn kein Teamleiter vorhanden war. Es ist wichtig, dass jemand das Kommando übernimmt und die Aufgaben zuteilt. Wir nehmen uns für die Zukunft vor, dass klar kommuniziert wird, wer was in einer Situation zu tun hat und derjenige, der eine Aufgabe übernimmt, dies auch klar und deutlich sagt.«.* Das Team nickt und ist durch diese kurze Besprechung ermutigt und kann die Situation überblicken. Dr. Faust wünscht allen eine ruhige Nacht und geht. ◄

Häufig findet das Debriefing nach einer realen Notfallsituation nicht statt. Doch hierdurch nehmen wir unseren Kollegen und uns selbst die Chance Handlungen zu reflektieren, die Chance die Teamarbeit zu bewerten und Fehler und Missverständnisse zu thematisieren und letztendlich auch die Chance das nächste Mal zielgerichteter und kompetenter im Team zu arbeiten. Häufig würden 5 min ausreichen, in welchen man unter Lenkung des Teamleiters die Situation reflektiert und wertfrei diskutiert (Happel et al. 2010).

Dietz-Wittstock und Wartenberg 2022 schlagen für das Debriefing nach einer Notfallsituation folgenden Ablauf vor:

- Durchführung eines Blitzlichtes: Kurzer Austausch über das subjektive Empfinden über die erlebte Situation mit Mitteilen von Erfolg und Verbesserungsoptionen aber auch Belastungsempfinden
- Reflexion der Teamarbeit und Kommunikation

- Reflexion der Arbeitsorganisation
- Reflexion der durchgeführten Intervention
- Kurze Zusammenfassung der Situation

Bei Debriefing spielt Ehrlichkeit und Offenheit eine große Rolle. Dies muss so weit reichen, dass es auch durchaus erlaubt sein darf, gemeinsam zu weinen und Gefühle zu zeigen. Oftmals entladen sich hier Hemmungen und Emotionen, die ansonsten unverarbeitet bleiben können und erst Jahre später in Folge einer posttraumatischen Belastungsstörung aufgearbeitet werden müssen. Jede Mitarbeiterin und jeder Mitarbeiter hat das Recht unabhängig seiner Qualifikation und Erfahrung, solche Gefühle zum Ausdruck zu bringen. Häufig angewandtes Heldentum, oder Sprüche gegenüber schwächeren Kollegen wie »Weichei«, sind hier absolut fehl am Platz. Vielmehr sollte durch die genannten Feedbackgespräche und das Debriefing auch die Chance genutzt werden, die Personalsituation zu analysieren. Wer benötigt vielleicht professionelle Hilfe z. B. in Form von Supervision oder Psychotherapie, wer hat sich gut entwickelt und kann nun neue weitere Aufgaben übernehmen.

Dieses Notfalldebriefing, auch als „Hot Debriefing" bezeichnet, findet direkt nach einer Notfallsituation statt und soll nicht länger als 10–15 min dauern. Es kann aber auch als „Cool Debriefing" innerhalb von 24–72 h in einem Zeitraum von 1–3 h unter Moderation erfolgen.

▶ **Praxistipp** Das Briefing, in welchem man die Situation vorab bespricht und Zwischenziele definiert, sowie das Debriefing, in welchem man die Notfallsituation nachbespricht und reflektiert, helfen einem Team Fehler auf lange Zeit zu beheben und die Kommunikation zu verbessern. Das Debriefing benötigt nur ein paar Minuten mit dem gesamten Notfallteam und sollte nach jeder Notfallsituation durchgeführt werden.

Debriefing und CRM.
Insbesondere der Blick auf das Crew Resource Management, sollte jedoch im Zentrum des Debriefings stehen und nicht alleinig das korrekte Durchführen von Handlungen. Mithilfe des Debriefings erkennen die Teilnehmenden, welche Teamdynamiken und Handlungsweisen in der Situation zielführend oder auch hinderlich waren. Dadurch, dass alle Beteiligten des Szenarios debrieft werden, können aufkommenden Problematiken des Szenarios aus den unterschiedlichen Perspektiven thematisiert und analysiert werden, um eine zielführendere Handlungsmöglichkeit daraus zu ziehen.

Durch die Analyse werden eigene Handlungen, Vorgehensweisen und Kommunikationsstile hinterfragt und jede Person und das Team kann sich für die Zukunft andere Handlungsalternativen und Kommunikationsalternativen zurecht legen (Rall 2012). Ebenso resultiert die Chance bestimmte Kommunikationsstile im Team, welche bisher die Situation auf Station und in Notfällen erschwert haben, zu entdecken und gemeinsam eine neue Kommunikationsmöglichkeit zu entwickeln. Gleichzeitig kann auch hinsichtlich CRM analysiert werden, inwieweit Instrumente des CRM Anwendung fanden und in welchem Zeitrahmen Interventionen, wie z. B. die Intubation stattfanden. Es sollten keine Handlungsprobleme offengelassen werden, damit jeder Teilnehmende am Ende des Trainings bei jedem Problem im Szenario eine Möglichkeit findet adäquat zu handeln.

Durch die Videoevaluation und Besprechung wird dem Team vor Augen geführt, was sie als Team bewirken konnten und könnten; sie werden motiviert neue Strategien anzuwenden, da sie erfahren, dass durch das Umdenken und die Handlungsänderung eine Stabilisierung der Situation des Patienten herbeigerufen wurde.

Evaluation
Die letzte Phase der gesamten Simulation dient der persönlichen Weiterentwicklung des Instruktors und der des Szenarios. Nicht immer wollen Teilnehmende Kritik aussprechen oder vergessen in der Situation des Debriefings Elemente, welche eher auf der Ebene darüberstehen. Dies könnte die Organisation der Simulation, das Verhalten des Instruktoren oder auch andere Gründe

aufweisen. Deswegen sollte am Ende eine formale Evaluation, z. B. mithilfe eines anonymen Fragebogens, durchgeführt werden, sodass es zu einer stetigen Optimierung der Lernmöglichkeit in der Simulation führt (vgl. SimNAT 2022, S. 17).

5.3.2   Kernkompetenzen des CRM

Mithilfe des CRM-Moleküls nach Rall wird ersichtlich, dass CRM fünf Hauptkompetenzen der Non-technical-Skills vermittelt (vgl. Kersten et al. 2021). Wobei die Kommunikation als Hauptkompetenz verstanden werden kann, die alle anderen vier Kompetenzen verbindet und gleichzeitig in Verbindung hält. Sie ist das verbindende Glied zwischen allen Beteiligten der Situation und dient unteranderem dazu, dass jede Person auf dem gleichen Stand der Situation ist. Nur wenn korrekt kommuniziert wird, weiß jede beteiligte Person was sie zu tun hat, wer welche Aufgaben erledigt und ob Aufgaben durchgeführt wurden (vgl. Koch et al. 2019, S. 81) (Abb. 5.1).

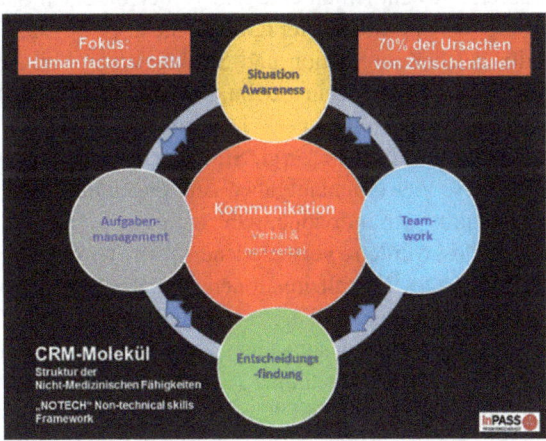

Abb. 5.1 Das CRM-Molekül: Die Elemente des Faktor Mensch als Molekül dargestellt. (CM, Rail, InPASS).

Im Folgenden sollen diese einzelnen Kompetenzen nun mit deren Instrumenten beleuchtet werden. Das Crew Resource Management thematisiert zum einen individuelle Aspekte, also Dinge, die eine Einzelperson umsetzen und anwenden kann, um eine Notfallsituation zu verbessern. Dies sind beispielsweise das Thema der Fehler und Stressmanagements, sowie das Situationsbewusstsein. Aber auch teambezogene Aspekte und Kommunikation sind andererseits entscheidend für den Ablauf einer Notfallsituation und werden durch CRM optimiert. CRM thematisiert hier unter anderem die Inhalte zum Thema Teamarbeit, Führung, Kommunikation und Arbeitsverteilung (vgl. St. Pierre und Breuer 2018, S. 183).

Kommunikation

Die Grundfunktionen der Kommunikation im Notfall sind zum einen der Informationsaustausch und die Weitergabe der Informationen an die Beteiligten. Durch die Kommunikation weiß jede Person, was in der Situation vor sich geht. Als weiteres dient die Kommunikation dazu, dass man mit Personen in Beziehung tritt: „Uwe, gib mir bitte das Notfallspritzenset". Eine Person adressiert deutlich an eine andere Person einen Sachverhalt und möchte mit dieser interagieren. Gleichzeitig kann Kommunikation auch Koordination und Strukturierung von Arbeitsabläufen und des Teams sein: „Julia, du kümmerst dich um die Verabreichung der Medikamente. Danach rufst du in der Blutbank an und bestellst 4EK's" (vgl. St. Pierre und Hofinger 2020, S. 236 f.). Diese vier Grundaufgaben sind ungemein fehleranfällig und sehr stark vom Individuum abhängig.

Mittlerweile wurden verschiedene Verhaltensweisen aufgedeckt, welche in Notfallsituationen hinderlich sein können: Diese sind z. B. eine unklare Adressierung von Aufgaben, Überlastung mit Informationen, schlechtes Zuhören oder Beziehungsklärungen zum falschen Zeitpunkt (vgl. St. Pierre und Hofinger 2020, S. 249 f.). All das sind kommunikative Aspekte. Risser et al. konnte 2000 feststellen, dass der häufigste Fehler in der Teamarbeit das fehlende Hinterfragen von Kollegen und fehlendes Äußern von Zweifeln war. Dies wurde bereits in Kapitel vier ausführlich im Rahmen des Autoritätsgradienten thematisiert und weist erneut deutlich auf fehlerhafte Kommunikation und Hindernisse hin.

Ein wichtiges Instrument des CRM ist die Closed-loop-communication. Diese legt Wert auf eine geschlossene Kommunikation, denn wie schon Konrad Lorenz es in seiner Kommunikationstreppe definierte: »gesagt ist nicht gehört, gehört ist nicht verstanden …« (Ausschnitt aus wörtlichem Zitat Konrad Lorenz 1903–1989) (Abb. 5.2).

Wir kommunizieren »closed loop«

Frau Dr. Schnell spricht Pfleger Tobias Flott an, während sie ihn an der Schulter anfasst: *»Tobias, injiziere 1 mg Suprarenin i.v.«.* Herr Flott antwortet: *»Verstanden. 1 mg Suprarenin i.v.«.* Er injiziert dies und gibt Rückmeldung: *»1 mg Suprarenin injiziert!«.* ◄

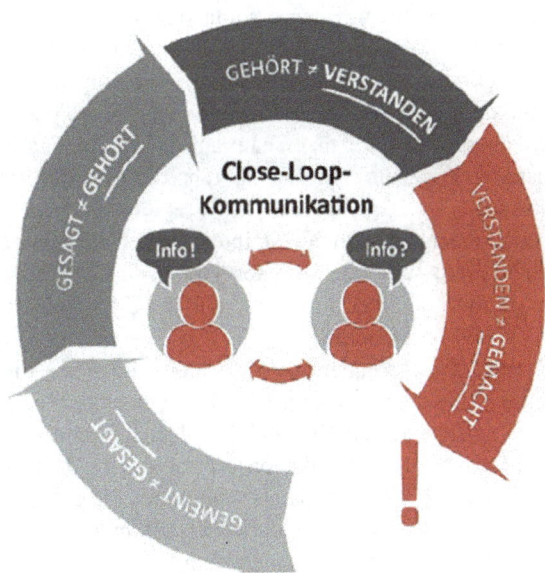

Abb. 5.2 Close Loop Kommunikation. aus: Rall und Langewand 2022, S. 86

Mithilfe der closed-loop-communication wird sichergestellt, dass eine Aufgabe einerseits adressiert ist, andererseits aber vor allem auch, ob diese verstanden und im weiteren Schritt, ob diese umgesetzt wurde. Somit weiß jedes Teammitglied Bescheid, dass z. B. Tobias Flott das Medikament auch sicher injiziert hat (vgl. Rall und Langewand 2022, S. 87). Bei einer nichtadressierten Anweisung in einer Notfallsituation passiert es schnell, dass sich entweder jeder um diese Anordnung kümmert und die Anordnung doppelt ausgeführt wird oder dass sich keiner darum kümmert, da angenommen wird, dass der Kollege die Aufgabe übernimmt (Happel et al. 2010). Dies führt zu Chaos, Unklarheiten im Ablauf und Organisation von Medikamenten und bewirkt eine Verzögerung der Optimierung der Situation.

Des Weiteren ist es wichtig eine klare, kurze und wertfreie Kommunikation zu leben. Anweisungen werden auf der Sachebene ausgesprochen und jedes Teammitglied sollte gewillt sein, die Anweisungen auf dieser Sachebene zu verstehen und auszuführen. Machtspielereien im Rahmen des Autoritätsgradienten haben hier keinen Raum. Ebenso sollte sich jedes Teammitglied aufgrund dieser wertfreien und sachlichen Kommunikation in die Therapiefindung und in den Teamprozess einfügen. Unnötige Kommunikation oder auch Lärmstörungen sollten vermieden werden, sodass sich das ganze Team auf die Fakten und wichtigen Aussagen konzentrieren und in Ruhe die Situation strukturieren kann.

Falls zwischenmenschliche Meinungsverschiedenheiten auftreten sollten, müssen diese nach der Notfallsituation besprochen werden, da die potenziell lebensbedrohliche Situation des Patienten im Vordergrund steht.

Nach der Trainingssequenz im Simulator werden die Aussagen der Teammitglieder gemeinsam evaluiert, die closed-loop-communication analysiert und Verständnisprobleme identifiziert. Der Instruktor kann die Kommunikationsaspekte des Teams innerhalb der Situation zeitlich sortiert parallel zum Szenario aufschreiben, falls keine Videoevaluation mit Markersetzung möglich ist, damit das Procedere nachvollzogen werden kann.

Innerhalb der Notfallsituation sollte ein komplementärer Gesprächsablauf stattfinden, das bedeutet, dass sich die Teammitglieder ergänzen und wertschätzend aufeinander aufbauen oder argumentieren. Nur aufgrund einer wertfreien und klaren Kommunikation traut sich jedes Mitglied etwas einzubringen und uneingeschränkt Fragen zu stellen. Der Teamleiter leitet die Austauschmanöver, strukturiert und bestimmt letzten Endes die zielführende Aufgabenverteilung und ggf. je nach Qualifikation die Therapie der Situation.

Die Kommunikation im Team innerhalb eines Notfalls sollte immer wertfrei, kurz und zielführend geschehen. Aufgaben werden mündlich angenommen und bestätigt. Jedes Teammitglied sollte sich äußern dürfen.

Situation Awareness
CRM schult unter anderem diesen individuellen Aspekt der non-technical-Skills. Die menschliche Aufmerksamkeit ist zügig erschöpft und sehr anfällig für Störungen, sodass wir in Notfallsituationen diese ganz bewusst lenken lernen müssen. Das Situationsbewusstsein wird folgendermaßen definiert: „knowing what is going on so you can figure out what to do" (St. Pierre und Hofinger 2019, S. 152). Dies bedeutet, dass ein Mensch genau weiß, was um ihn herum passiert und welche Interventionen er daraufhin ergreifen muss. Die Relevanz für Notfallsituationen ergibt sich aus der Definition selbst. Situation Awareness bedeutet somit zum Einen das bewusste Lenken der eigenen Aufmerksamkeit auf die getätigte Beobachtung und Wahrnehmung der Situation. Wir dürfen uns bewusst machen, dass die Fehlerentstehung häufig im eigenen Denken beginnt. Als Mensch ist man häufig v. a. in Stresssituationen nur sehr eingeschränkt multitaskingfähig. Wir vergessen Dinge, verwechseln oder wissen manche wichtigen Informationen einfach nicht.

Ein großer Fehler, den wir gerne in Notfallsituationen begehen, ist der Fixierungsfehler: Wir versteifen uns oft auf eine Diagnose oder Handlungsmöglichkeit und blenden somit die anderen Möglichkeiten und Differenzialdiagnosen aus. Die Person entwickelt einen Tunnelblick, sieht nur noch eine einzige Handlungsoption und behindert somit im Endeffekt bei einer Fehleinschätzung die Stabilisierung der Situation. Wichtig ist hier v. a. das Bewusstsein, dass jeder Einzelne einen Tunnelblick entwickeln und sich schnell auf eine Möglichkeit oder Diagnose fixieren kann (St. Pierre und Breuer 2018).

Aufgrund unseres Wissens um unsere Vergesslichkeit, geringe Multitaskingfähigkeit und der Neigung zu Fixierungsfehlern, arbeitet CRM verstärkt mit Akronymen (Abschn. 5.2). Hier werden dem Team mehrere Möglichkeiten für die Störung vor Augen geführt und somit erhöht sich die Chance, die Problematik schnellstmöglich zu ergründen und zu beheben. Akronyme strukturieren die Ursachen und die Therapiefindung. Ebenso kommen hier auch die SOP's (Standard Operating Procedures) und die Algorithmen, wie z. B. der ALS (Abschn. 5.1.3), zum Tragen, welche Handlungsstrategien und Durchführungsvorgaben vorweisen, um somit eine fehlerhafte Handlung oder ein Vergessen von wichtigen Therapie- und Behandlungsschritten zu verhindern. CRM konkretisiert die Nutzung dieser Möglichkeiten als Pfeiler, die im Sturm von Stress und Zeitdruck sicher sind, und Halt und Sicherheit vermitteln.

Ein weiterer Aspekt, welcher ganz individuell zu betrachten und zu beeinflussen ist, ist die Priorisierung der eigenen Handlungen. Hier wird Wert auf das Selektieren gelegt; welche Handlung in einer Notfallsituation unbedingt durchgeführt werden muss, welche aber auch erst zu einem späteren Zeitpunkt durchgeführt werden kann. Durch das Selektieren wird die stressige Situation entschleunigt und die notwendigen und zielführenden Dinge werden trotzdem ausgeführt.

Als weitere Facette ist Situation Awareness das eigene Bewusstsein für klare Entscheidungen in Bezug auf die Interventionen und welche Tätigkeiten von einer Person selbst umgesetzt werden können, sowie welche delegiert gehören. Um dies zu erreichen, sollten z. B. festgelegte Rhythmen etabliert werden, in welchen die Einzelperson, aber auch das Team bewusst die Situation wahrnimmt. Als einfachstes Beispiel ist die zweiminütige Rhythmuskontrolle im Rahmen der CPR zu benennen, in welcher die Situation kurz beobachtet und wieder neu ausgerichtet wird. Zwei weitere Instrumente sind eng mit der weiteren Kompetenz der Entscheidungsfindung verwebt und werden dort thematisiert.

Entscheidungsfindung

Um die Entscheidungsfindung innerhalb einer Notfallsituation zu optimieren und strukturieren, können zwei wichtige Instrumente anwendet werden: Das FOR-DEC-Modell sowie das 10-für-10-Prinzip.

FOR-DEC ist ein Akronym (Tab. 5.1), welches das Finden einer Handlungsstrategie und die folgende Umsetzung in Maßnahmen veranschaulicht. Handlungsbedarf und Entscheidungsfindung ist immer dann nötig, wenn es um einen komplexen Fall geht und die Erreichung des Ziels – z. B. der Patientenstabilisierung im Bereich Herz-Kreislauf-System, Atmung, Säure-Basen-Haushalt etc. – gefährdet ist oder die Prioritäten, wie in einer Notfallsituation, sich dynamisch verändern. Bevor die Handlungsmöglichkeiten abwogen werden, sollten im Team mehrere Zwischenziele definiert werden.

▶ **Praxistipp** Bei einer Reanimation ist das Hauptziel die Stabilisierung des Herzrhythmus und ein langfristiges Überleben der Reanimationssituation. Zwischenziele in der Notfallsituation könnten hier folgende z. B. sein:

- Anlegen eines sicheren Zugangs zur Injektion von Medikamenten,
- Sicherung des Atemwegs,
- ausreichender kardialer Auswurf zur ausreichenden Organperfusion,
- Stabilisierung des Säure-Basen-Haushaltes.

Zwischenziele helfen den Überblick über die Situation und die Prioritäten zu wahren und gelten als Meilensteine auf dem Weg zum Hauptziel, ebenso motivieren sie das Team, da verschiedene Ziele erreicht werden.

FOR-DEC beschäftigt sich nun mit dem Entscheidungsfindungsprozess und dessen Umsetzung und Evaluation.

Tab. 5.1 FOR-DEC

	Frage/Aussage	Bedeutung
Facts	»Was ist das Problem?«	Der Entscheidungsbedarf wird erkannt Es erfolgt eine Situationsanalyse und eine Sammlung von Fakten Die Dringlichkeit wird bewertet: Wie viel Zeit steht zur Verfügung?
Options	»Welche Möglichkeiten haben wir?«	Realistische Handlungsmöglichkeiten werden von den Teammitgliedern zusammengetragen
Risks/Benefits	»Was spricht für welche Handlung?« »Was sind die Vor- und Nachteile?«	Die Erfolgsaussichten der Handlungsmöglichkeiten und die Risiken der Handlungsmöglichkeiten und die Unsicherheitsfaktoren werden abgeschätzt
Decision	»Was tun wir also?«	Es wird die Option mit den geringsten Risiken und besten Erfolgsaussichten ausgewählt Zugleich wird ein »Plan B« festgelegt, falls die erste Wahl versagt Vor der Ausführung erfolgt ein Re-Check: Ist die Situationsanalyse noch gültig?
Execution	»Wer macht wann, was und wie?«	Die Maßnahme wird konkret geplant und durchgeführt
Check	»Ist alles noch in Ordnung?«	Die Handlung wird überprüft Es erfolgt ein kritischer Vergleich der tatsächlichen und der erwarteten Wirkung Ggf. kehrt man zurück zu »Facts«

- »Fakts«, die Fakten und die Probleme, die bei dem Patienten vorherrschend sind. Diese sollen zu Beginn blitzlichtartig definiert werden.
- Daraufhin werden die »Options«, also die Handlungsmöglichkeiten fokussiert. Dieser Schritt soll vor Fixierungsfehlern warnen, den Blick für die ganze Bandbreite von Differenzialdiagnosen und den verschiedensten Handlungsmöglichkeiten öffnen sowie dem Team Spielraum geben, die Therapie zu gestalten. Zu diesem Zeitpunkt können die verschiedenen Akronyme zum Einsatz kommen.
- Anschließend folgen die »Risks«. Hier werden die Vor- und Nachteile der Handlungsoptionen abgewogen, besprochen und auf die Notfallsituation adaptiert: Der Patient hat momentan eine massive Hyperkapnie und deswegen eine Azidose; soll nun mit Natriumbikarbonat gepuffert werden oder nicht? Was für Vor- und Nachteile habe ich hiervon und ist diese Handlung zielführend? Innerhalb dieses Schrittes werden SOP'S mit einbezogen und Algorithmen, nach welchen die unterschiedlichen Pathways der Kliniken ablaufen.
- Nach dem Abwägen folgt die »Decision«, die Entscheidung und somit die Therapie und Durchführung im Team.
- Bei der »Execution« wird dann die Abwicklung der Handlung besprochen, Arbeit wird sinnvoll auf die Teammitglieder verteilt und die Maßnahmen werden von dem Teamleiter strukturiert.
- Ganz am Ende folgt der »Check«, die Überprüfung der Handlung. Inwieweit war diese zielführend und wo liegt die Priorität in der Situation. Ist das Zwischenziel erreicht und wenn nein, wie kann es erreicht werden? Haben sich andere Probleme ergeben?

FOR-DEC wird kreisförmig angewandt – kaum ist ein Zwischenziel erreicht, kann das Modell erneut für den nächsten Handlungsschritt angewendet werden. Es werden Fixierungsfehler minimiert, da das Team alle Vor- und Nachteile, alle Möglichkeiten und Handlungsspielräume vor Augen hat. Somit wird die Notfallsituation durch dieses Entscheidungsfindungsmodell und Umsetzungsmodell strukturiert und Unsicherheiten,

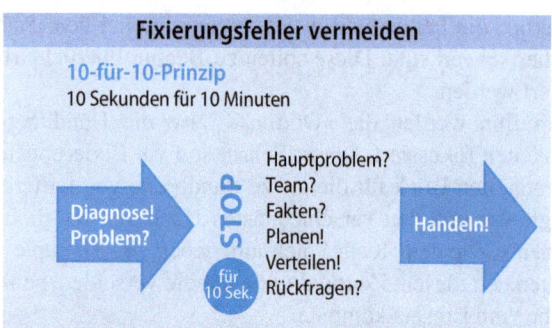

Abb. 5.3 Kombination FOR-DEC und 10-für-10

Unübersichtlichkeit zu einer zielführenden, dynamisch ange-
passten Handlung umgesetzt.

FOR-DEC wird im Rahmen des 10 sec-für-10 min -Prinzips,
oder auch des sog. „10-für-10" nach Rall 2008, durchgeführt
(Abb. 5.3). Dies ist eine Teamauszeit, in welcher sinnbildlich
innerhalb kürzester Zeit die nächste Zeitspanne im Handeln geplant und strukturiert wird. Rall schreibt, dass es auch gerade
dann, wenn es am stressigsten ist, wichtig ist, sich diese kurze
Zeit zu nehmen, da diese über den Verlauf der Situation entscheidend sein können. Durch das 10-für-10 kann verhindert
werden, dass durch die empfundene Hektik zielloses Handeln erfolgt und es ermutigt jedes Teammitglied sich zu äußern. Wird
das Prinzip konsequent angewendet, verbessert sich nachweis-
lich die Arbeitszufriedenheit und das Sicherheitsempfinden. Das
10-für-10-Prinzip sollte immer dann angewendet werden, wenn
keine Routinetätigkeiten durchgeführt werden, wenn ein Team in
der Handlung feststeckt oder wenn Chaos ausbricht. Wichtig ist,
dass hierbei alle Teammitglieder kurz die Arbeit ruhen lassen,
daran teilnehmen und die Leitung dieses 10-für-10 korrekt strukturiert und mit dem Instrument FOR-DEC verbindet (vgl. Rall
und Langewand 2022, S. 78 f.).

Durch beide Instrumente werden die Handlung vorausge-
plant, dynamisch angepasst und Überraschungsmomente können
minimiert werden. Sie helfen die Situation und Handlungen zu

strukturieren und unterstützen die Entscheidungsfindung. Gemeinsam werden sie kreisförmig durchgeführt und regelmäßig wiederholt.

Teamarbeit
Eine Verbesserung der Patientensicherheit in einer Notfallsituation kann aber nicht nur durch die eigene Reflektion, die eigene Handlungsweise und Denkweise stattfinden, sondern resultiert maßgeblich aus der Zusammenarbeit des Teams. Durch Teamarbeit kann immer auf größere Ressourcen zurückgegriffen werden, es entwickeln sich mehr Handlungsmöglichkeiten, mehr Kompetenz und mehr Effizienz – sofern das Team richtig funktioniert. Studien konnten nachweisen, dass schlechte oder auch eine nichtvorhandene Teamarbeit eine entscheidende Auswirkung auf die Patientenversorgung und auch die Häufigkeit von Zwischenfällen hat (Morey et al. 2002; Barrett et al. 2001). Jeder von uns kennt das – leider! Aufgrund von Sympathie wird häufig sondiert, welcher Kollege mehr unterstützt wird oder auch wem die Unterstützung untersagt oder vermindert wird.

Frau Schön helfe ich nicht!

Frau Schön ist jung, charmant, kompetent und äußerst beliebt. Nur Frau Wille hat persönliche Probleme mit der Kollegin, die sie sich jedoch nicht eingesteht. Ein Patient von Frau Schön muss mehrmals in der Schicht aufgrund von Ulzera umgelagert werden. Heute ist auf der Station zum Glück wieder einmal sehr viel zu tun, sodass Frau Wille, die Bitte von Frau Schön: »*Kannst du mir bitte beim Lagern helfen?!*«, mit gutem Gewissen verneint: »*Es tut mir leid, ich muss Herrn Meier mobilisieren, Frau Müller beim Duschen helfen und Dr. Zornig kommt auch gleich zur Visite.*« Dass dieses Verhalten folgenschwere Auswirkungen auf den Patienten haben könnte – die Druckulzera könnten sich verschlechtern und dem Patient Schmerzen zufügen – verdrängt Frau Wille. ◄

Doch was denn ist überhaupt ein gutes Team, ein guter Teamleiter und ein gutes Teammitglied (siehe auch Susanne Möller: Einfach ein gutes Team)? Ein gutes Team kann bei einer vielschichtigen Situation und unter Zeitdruck eine sehr gute Leistung erbringen, da die Teammitglieder verschiedenste Begabungen und Fertigkeiten haben und sich somit ergänzen, die Aufgaben auf mehrere Schultern verteilt werden und alle sich gegenseitig unterstützen und ermutigen. Ein weiterer Vorteil ist, dass die Situation durch die vielen Teammitglieder von unterschiedlichen Perspektiven heraus betrachtet wird. Somit entstehen eine größere kognitive Kapazität und verschiedenste Handlungsmöglichkeiten.

Ebenso können sich die Teammitglieder gegenseitig in den Handlungen überwachen und Bedenken und Zweifel äußern. Daraus folgt, dass weniger Fehler unterlaufen und Defizite der Kollegen kompensiert werden müssen.

In Bezug auf die Non-technical-Skills ist es wichtig, dass Teamarbeit mit Herausforderungen auf dieser Ebene (vgl. Burke 2004; St. Pierre und Hofinger 2020, S. 219) konfrontiert wird: Von allen Teammitgliedern wird erwartet, dass die effektiv kommunizieren, dass sie sich aneinander und an die Situation anpassen können, dass sie die Schwächen der anderen ausgleichen, dass sie sich gegenseitig überwachen und dass sie sich am Ende gegenseitiges Feedbackgeben. Das sind hohe Anforderungen und auch hier wird deutlich, dass in Notfallsituationen zusätzlich Druck auf dem Team liegt. Auch diese Kompetenzen müssen erlernt und angewendet werden, um sich zu verinnerlichen.

Entscheidend ist aber auch die eigene Rolle als Teammitglied, die sich aus Zuhören und zielgerichtetes Einbringen sowie dem Vertreten und Äußern der eigenen Meinung zusammensetzt. Außerdem ist es wichtig Fragen zu stellen und die eigenen Fähigkeiten sowie die der anderen Teammitglieder korrekt einzuschätzen. Als guter Teamplayer hält eine Person getroffene Absprachen ein und kann sich mit der ihm zugeteilten Aufgabe identifizieren. Falls Konflikte auftreten sollten, sind diese außerhalb der Notfallsituation konstruktiv zu lösen. Eine Person sollte sich im gesamten Prozess selbstkritisch reflektieren, wo eigene Grenzen übertreten aber auch Fehltritte getätigt wurden (vgl. St. Pierre und Hofinger 2020, S. 219). Koch et al. 2019 fordern Teammitglieder in Notfallsituationen dazu auf: *„Tun Sie,* *was wichtig ist, seien Sie flexibel, helfen Sie da, wo Sie gerade am meisten gebraucht werden. Wenn andere Fehler machen, gleichen Sie sie aus, vermeiden Sie Schaden. Es geht um den Patienten. Es zählt der Erfolg des Teams [...]."* (Koch et al. 2019, S. 84).

Um ein guter Teamleiter zu sein, wird empfohlen, dass der Teamleiter keine aufmerksamkeitsbindende Tätigkeit übernimmt, z. B. das Reanimieren, damit er den Überblick und die Koordination der Situation wahrnehmen kann. Der Führungsstil des Teamleiters sollte ein »konsultativer Führungsstil« sein. Dadurch sollen Fehlentscheidungen minimiert und das Arbeitsklima verbessert werden, da der Leiter seine Handlungen kommuniziert, Aufgaben delegiert und die Lösungsmöglichkeiten des Teams einholt (Vetter et al. 2015). Dies kann er auf Basis des FOR-DEC-Modells und des 10-s-für-10-min-Prinzip's durchführen. Der optimale Teamleiter hört seinen Mitgliedern zu, ist entscheidungsfreudig und ist mit seinen eigenen Fähigkeiten und derer des Teams vertraut. Er gibt klare und kurze Anweisungen und nimmt Kritik und Vorschläge offen aus dem Team an (Happel et al. 2010).

Jedes Teammitglied bringt eine individuelle Perspektive in der Notfallsituation mit, welche den Entscheidungsfindungsprozess positiv beeinflussen könnte. Die Teammitglieder bekommen durch den Teamleiter eine Aufgabe zugeteilt. Der Teamleiter überblickt die Situation und koordiniert die anstehenden Aufgaben.

Aufgabenverteilung
Studien belegen, dass es wichtige Faktoren gibt, welche die Aufgabenverteilung in einem Team verbessern (Xiao et al. 2004; St.Pierre und Hofinger 2020, S. 225): Wenn alle Teammitglieder gemeinsame mentale Modelle besitzen warum und wie gehandelt wird, wenn man sich gegenseitig überwachen und unterstützen kann und wenn Freiraum zum Mitteilen von Gedanken und Beobachtungen vorhanden ist. Wenn Sie diese Aspekte betrachten, finden Sie all diese Punkte im CRM-Konzept wieder.

Typischerweise sind Notfallteams je nach Setting nicht immer eingespielte Teams. Häufig müssen sich unbekannte Personen miteinander agieren. Um Aufgaben durch den Teamleiter adäquat verteilen zu können, kann ein Pre-Briefing stattfinden. Hier stellt sich jeder zunächst kurz mit dem Namen und der Funktion vor, damit eine folgende Ansprache zielgerichtet funktionieren kann. Auch gut sichtbare Namensschilder sind hier unterstützend.

Die Aufgabenverteilung sollte durch den Teamleiter erfolgen, nicht durch einzelne Teammitglieder. Der Teamleiter behält so den Überblick über die Situation. Die Aufgaben werden mittels closed-loop-communication namentlich verteilt, sodass eine Person beim Erhalten einer Aufgabe namentlich und mit Blickkontakt angesprochen wird und dies verbal bestätigt. Hierdurch wird eine klare Adressierung gesichert. Ebenfalls ist es wichtig die Aufgaben entsprechend der Qualifikation und des persönlichen Zutrauens zu verteilen – hier greift wiederum das gute Teammitglied, dass sich für Aufgaben anbietet oder klar benennt, dass dies die eigenen Qualifikationen überschreitet.

Erleben Sie diese fünf Kompetenzen als ausreichend geschult in Ihrem Einsatzort? Erleben Sie eine Kommunikation auf Augenhöhe, Strukturierung in Notfallsituationen, eine klare Aufgabenverteilung und ein eigenes Bewusstsein über Wahrnehmung und Ausrichtung in Notfallsituationen?

5.3.3 Die 15 Leitsätze des CRM

Um die Konzeptgrundlagen in der Praxis schnell umsetzen zu können, haben Rall u. Gaba 15 Leitsätze zusammengestellt, anhand welcher eine Orientierung möglich ist. Die Grundlage, um diese Leitsätze umsetzen zu können, ist gegenseitige Wertschätzung und das Vertrauen im Team. Nur wenn die Teammitglieder sich einander Achtung und Respekt entgegenbringen, kann eine Atmosphäre geschaffen werden, in welcher jedes Teammitglied Bedenken offen äußern, seine Vorschläge einbringen kann und sich gerne in die ihm zugewiesene Rolle fügt. Die Leitsätze werden fortwährend aktualisiert und überarbeitet.

Leitsätze des Crisis Resource Management (CRM)
1. Kenne Deine Arbeitsumgebung!
2. Antizipiere und plane voraus!
3. Fordere Hilfe an – lieber früh als spät!
4. Übernimm die Führungsrolle oder sei ein gutes Teammitglied mit Beharrlichkeit
5. Verteile die Arbeitsbelastung!
6. Mobilisiere alle verfügbaren Ressourcen (Personen und Technik)!
7. Kommuniziere sicher und effektiv – sag was Dich bewegt!
8. Beachte und verwende alle vorhandenen Informationen!
9. Verhindere und erkenne Fixierungsfehler!
10. Habe Zweifel und überprüfe genau (»double check«, nie etwas annehmen)!
11. Verwende Merkhilfen und schlage nach!
12. Re-evaluiere die Situation immer wieder!
13. Achte auf gute Teamarbeit – andere unterstützen und sich koordinieren!
14. Lenke Deine Aufmerksamkeit bewusst!
15. Setzte Prioritäten dynamisch!

Leitsatz 1: Kenne deine Arbeitsumgebung
In einer Notfallsituation ist es absolut erforderlich, die räumlichen und technischen Begebenheiten zu kennen, um zügig agieren zu können. Ebenso ist die Kenntnis der Arbeitsflächen, Ort der Medikamente und des benötigen Materials unabdingbar für ein flüssiges Arbeiten. Ein weiterer wichtiger Aspekt der Arbeitsumgebung ist das Nutzen der Ressourcen. Dies meint zum einen personelle Ressourcen unter der Fragestellung *»Welche Person kann diese Situation durch ihr Wissen und die Erfahrung positiv beeinflussen?«*, aber auch materielle Ressourcen wie den Standort der mechanischen Reanimationshilfe zu kennen sowie strategische Ressourcen unter der Fragestellung *»Wie hole ich zügig Hilfe?«*.

Leitsatz 2: Antizipiere und plane voraus

Durch ein vorausschauendes Planen der Handlung und das Ein-
berechnen von Erwartungen, wie die Situation weiter verlaufen
könnte, kann die Notfallsituation strukturiert, besser organisiert
und Überraschungsmomente vermieden werden. So wirkt es
sich in einer Reanimationssituation sehr positiv aus, wenn jedes
Teammitglied über den Zeitpunkt der Rhythmuskontrollen Bescheid weiß und sich darauf einstellen kann. Dadurch können
fließende Wechsel der mechanischen Reanimation und genaueres
Timing der Medikamentenapplikation nach ALS stattfinden. Insbesondere das 10-für-10 in Kombination mit FOR-DEC ist hier
als Antizipation zu benennen, da hierdurch Ausrichtung in der
Situation möglich ist. Bei diesem Leitsatz ist jedoch nicht nur
das Team als Gesamtes, sondern jeder Einzelne gefragt – denken
Sie aktiv mit und bringen Sie sich mit ein.

Leitsatz 3: Fordere frühzeitig Hilfe an

Im Hinblick der Hilfeanforderung sind viele Pflegekräfte und
auch Ärzte ein wenig kleinlich, da wir oftmals von uns selbst
erwarten, die Situation alleine meistern zu können. Und häufig
müssen wir auch Zwischenfälle vorwiegend alleine lösen, da
die anderen Kollegen an ihren eigenen Brennpunkten festste-
hen. Das frühzeitige Anfordern von Hilfe ist keine Schwäche,
sondern genau das Gegenteil von Inkompetenz: Es zeigt das
Ernstnehmen der Situation durch die Person und Verantwor-
tungsbewusstsein für die Notfallsituation des Patienten. Die eigenen Grenzen kennen und einschätzen können, zeugt für einen
starken Charakter und ist enorm wichtig für die Patientensicherheit. Es ist notwendig Hilfe vorausschauend anzufordern, damit
keine Handlungsengpässe entstehen. Sie fordern frühzeitig Unterstützung an, um adäquat handeln zu können. Ebenso ist hier
die Selbsteinschätzung in Bezug auf die eigenen Kraftreserven
während der mechanischen Reanimation zu beachten, um eine
effiziente CPR (kardiopulmonale Reanimation) am Patienten sicherzustellen.

Leitsatz 4: Übernimm die Führung oder sei ein gutes Teammitglied

Die Führungsperson sollte die Handlungen koordinieren, integrieren und planen, sowie die Anweisungen klar kommunizieren, damit die Situation überschaubar und zielgerichtet bearbeitet werden kann. Die Teamleitung muss nicht immer der Erfahrenste sein. Ebenso sollte der Teamführer dem Team zuhören, offen für Kritik und Anregungen seien und ein generelles Vertrauen in sich und sein Team legen (Happel et al. 2010). Schon Barrett et al. (2001) und Morey et al. (2002) stellten fest, dass schlechte oder kaum vorhandene Teamkooperation deutlich mit einer mangelhaften Patientenversorgung und Auftreten von Komplikationen einhergeht. Somit ist es wichtig sich an diesem Punkt der Rollenverteilung bewusst zu werden und dem Erfahrungswert, dass man nur als starkes Team in einer Notfallsituation erfolgreich und effektiv agieren kann.

Leitsatz 5: Verteile die Arbeitsbelastung

Wie schon erwähnt, sollte der Teamleiter die Handlungen koordinieren, delegieren und zuteilen. Zum Verteilen der Arbeitsbelastung sind klare Ansagen, wie z. B. von einem Richtwert des Zielblutdrucks oder einer Zeitangabe *»Wir wiederholen die Suprareningabe alle 4 min.«* wünschenswert und strukturförderlich. Die Handlungskette kann sehr gut mit dem 10-für-10-Prinzip evaluiert und geplant werden. Wichtig ist hier erneut das Wissen um die eigenen Grenzen der Qualifikation sowie Erfahrung, sodass auch Arbeiten abgewiesen werden, da sie von einem selbst nicht suffizient durchgeführt werden können.

Leitsatz 6: Mobilisiere alle verfügbaren Ressourcen

Wie schon im ersten Leitsatz erwähnt, ist es notwendig, alle personellen, menschlichen, technischen und räumlichen Ressourcen zu kennen und zu nutzen.

Personelle Ressourcen in einer Notfallsituation können beispielsweise mit folgenden Fragen überlegt werden:

- *»Welche Personen bzw. Berufsgruppen benötige ich gerade um die Situation zu optimieren?«*

- *»Wie viele Kollegen sind involviert? Muss vielleicht der Über-schaubarkeit wegen die Personenzahl minimiert werden?«*
- *»Welche materiellen Ressourcen habe ich zur Verfügung, um die Situation zu verbessern?«*

Auch hinsichtlich der materiellen Ressourcen ist vieles zu be-achten. Viele Krankenhäuser verfügen z. B. über mechanische Kompressionshilfen. Aber auch bei einem Notfall auf der Straße oder auf Normalstation kann man sich fragen, ob ein AED in der Nähe verfügbar ist, wie der Untergrund für die Reanimation beschaffen ist oder auch durch welche Möglichkeiten man die Mund-Nasen-Beatmung verbessern könnte. Ressourcen erken-nen, bedeutet auch hier wieder eine Entzerrung der stressigen Situation, mit welchen man eine bessere Überschaubarkeit der Situation schafft.

Ebenso ist hier das Kennen der strategischen Ressourcen aus-schlaggebend – inwieweit die eigene Arbeitsumgebung bekannt ist und die Möglichkeiten Hilfe adäquat und zügig anzufordern, was sich in dem Leitsatz 1 wiederfindet.

Leitsatz 7: Kommuniziere sicher und effektiv
Wie in dem CRM-Molekül dargestellt, ist die Kommunikation das verbindende Glied zwischen allen non-technical-Skills. Mit der Kommunikation steht und fällt eine Notfallsituation. Kom-munikation in der Notfallsituation sollte kurz und bündig ge-schehen und absolut wertfrei. Die schon erwähnte »closed-lo-op-communication« ist hier zielführend. CRM wertet die Kom-munikation als Kleber zwischen den einzelnen Aspekten, somit als Basis des gesamten Handlungserfolgs. Die Kommunikation sollte ungeachtet von Autoritätsgefällen, Rollenkonflikten statt-finden und auf Respekt und Wertschätzung basieren.

Leitsatz 8: Beachte und nutze alle Informationen
Die Teamleitung sollte auch die einzelnen Faktoren der Notfall-situation verbinden und zusammentragen, v. a. wenn mehrere Kollegen aus unterschiedlichen Fachrichtungen zusammenar-beiten. Dies ist v. a. im Schockraum wichtig. Auf Intensivstation sollten vorliegende Laborparameter, die klinische Situation und

die Anamnese des Patienten als Ganzes zu betrachtet werden und neue Informationen, wie z. B. Röntgenbefunde oder Sonographieergebnisse gleich nach Erhalt mit einbezogen werden. Auf Normalstation oder der Straße können Mitpatienten oder auch Passanten in die Informationssammlung mit einbezogen werden. Insbesondere eine gute Anamnese der Vorerkrankungen oder des Krankheitsverlaufs kann vor Fixierungsfehlern schützen und die Handlung besser ausrichten. Beachten Sie im Team, dass sie nach einem gemeinsamen mentalen Modell agieren.

Leitsatz 9: Verhindere und erkenne Fixierungsfehler
Möglichkeiten als Team einen Fixierungsfehler zu entdecken, sind wie das Stopp-Manöver, in welchem das 10-für-10-Prinzip angewendet wird (Abschn. 5.3.2). Ebenso sollten Vermutungen von Fixierungsfehlern von jedem Teammitglied offen angesprochen werden, um diese aufzudecken. Die betroffene Person sollte gefragt werden, wie diese die Situation einschätzt, ohne dass der Fragesteller seine Einschätzung zuvor Preis gibt. Dieser Ansatz kann nur bei einer grundsätzlichen Wertschätzung jeder Person und deren Meinung in der Praxis umgesetzt werden, mit dem Grundsatz, dass jeder in der Notfallsituation Positives beitragen und die Situation optimieren kann.

Leitsatz 10: Überprüfe sorgfältig und habe Zweifel
Zunächst ist hier der »double check« zu nennen, welches ein mehrfaches Überprüfen auf verschiedenen Kanälen darstellt. Der »double check« kann von mehreren Personen durchgeführt werden, z. B. durch einen Blick auf die Beatmungseinstellungen durch zwei Personen, oder das wiederholte Überprüfen und Sichten von Befunden und Laborparametern. Es ist grundlegend mit eigenen Fehlern zu rechnen und diesen durch Zweifel und Überprüfen zuvorzukommen. Zuverlässigkeit und Kompetenz hat mit eigener Kontroll- und Evaluationsbereitschaft zu tun.

Im Kap. 4 wurden bereits die Auswirkungen des Autoritätsgradienten vor allem durch zu hohe Hierarchien und dessen Auswirkungen auf die Patientensicherheit angesprochen. Im Leitsatz 10 wird bewusst herausgefordert, dass Zweifel benannt werden. Wie St. Pierre et al. (2011) und auch englischsprachige Studien von Maxfield (2013) in ihren Studien deutlich darstellen konnten, scheint es nicht häufig zu einer Benennung von Zweifeln zu kommen – dies kann unmittelbare Auswirkungen auf die Patientensicherheit haben. Das Speaking-up ist notwendig – klares und direktes Ansprechen oder Hinterfragen von Sachverhalten, welche den Patienten gefährden könnten. Dazu benötigt es aber innerhalb des Teams und der Berufsgruppen eine Offenheit und Fehlerkultur, in welchem die berechtigten Zweifel als Weiterentwicklung und Verbesserungsprozess angesehen werden. Seien Sie mutig und hinterfragen Sie, äußern Sie Zweifel – um die Situation des Patienten zu sichern und zu stabilisieren.

Leitsatz 11: Verwende Merkhilfen und schlage nach
In Situationen, die von Komplexität und Stress gekennzeichnet sind, ist das Nutzen von Checklisten oder Nachschlagemöglichkeiten unterstützend für die Patientensicherheit, da unser Denken eingeengt ist. Manchmal scheuen sich Kollegen solche Möglichkeiten zu nutzen, da sie denken, dass von ihnen erwartet wird alles zu wissen. Holen Sie sich mithilfe der Algorithmen Fakten und Struktur ein, um die Notfallsituation zu optimieren, wie z. B. die Übergabe nach dem SBAR-Schema, die Notfalluntersuchung nach dem cABCDE-Schema und die Anamneseerhebung nach dem SAMPLER(S)-Schema (siehe Abschn. 5.2).

Leitsatz 12: Re-evaluiere immer wieder
Nochmalig wird hier das 10-für-10-Prinzip und das kreisförmig angewendete FOR-DEC-Modell in den Mittelpunkt gerückt, in dem die Handlungen neu überschaubar gemacht, evaluiert und geplant werden. Jede Notfallsituation ist individuell und muss dynamisch behandelt werden.

Leitsatz 13: Achte auf gute Teamarbeit
Hier darf sich jedes Teammitglied fortwährend selbst evaluieren und die eigene Rolle überprüfen. Möglichkeiten die Teamarbeit zu verbessern, sind die Briefings (Abschn. 5.3.1), welche auch zu Beginn einer Notfallsituation durchgeführt werden können, um von Beginn an koordiniert und strukturiert arbeiten zu können. In der Luftfahrt finden diese Briefings zu Beginn einer

kritischen Situation mittlerweile regulär statt. Sie finden auch zunehmend Anwendung in der Medizin, da diese im Endeffekt die Notfallsituation überschaubarer machen und die Teamarbeit verbessern. Zudem beginnt gute Teamarbeit mit einer gelingenden Kommunikation und Wertschätzungskultur auf Station oder auf der Wache, welche ebenso von den Leitungspersonen der jeweiligen Disziplinen im praktischen Alltag vorgelebt werden sollte. Das Debriefing ist ebenfalls ein wichtiges Instrument, um Erfolge aber auch Probleme aufzudecken und als Team daraus zu lernen.

Leitsatz 14: Lenke deine Aufmerksamkeit bewusst
Der Teamleiter sollte die Situation überblicken und koordinieren. Die einzelnen Teammitglieder können sich dadurch auf ihre individuelle Rolle und Aufgabe konzentrieren und warten oder erfragen währenddessen weitere Anweisungen des Teamleiters. Als weiteres Schlagwort ist hier auf die Situation Awareness zu verweisen. Lenken Sie bewusst Ihre Aufmerksamkeit und Wahrnehmung auf die Ihnen zugeteilte Aufgabe und beachten Sie alle notwendigen Informationen für diese.

Leitsatz 15: Setze Prioritäten dynamisch
Eine Notfallsituation ist eine dynamische Situation, die sich fortwährend entwickelt und verändert. Somit verändern sich die Prioritäten. Hier ist es wichtig, dass der Teamleiter diese wechselnden Prioritäten erkennt, koordiniert und delegiert und Teammitglieder bei Veränderungen laut werden (speaking up) und Bedenken sowie Zweifel äußern.

Diese 15 Leitsätze sind einfach zu lesen, aber nicht einfach zu leben. Sie müssen in Fleisch und Blut übergehen, sind viel mit Einstellung und Haltung verbunden und der selbstauferlegten Notwendigkeit sich weiterzuentwickeln und negatives Verhalten hinter sich zu lassen. Im Rahmen von Debriefings kann insbesondere auf diese Leitsätze hin debriefed werden, um deren Umsetzung und den individuellen Lernzuwachs zu reflektieren und Problemstellen in Teams aufzudecken.

Lassen Sie sich von den Leitsätzen herausfordern? Inwieweit setzen Sie diese bereits in der Teamarbeit um? Sind sie ein gutes

Teammitglied und ein koordinierender Leiter? Nutzen Sie bereits Team-Time-Outs wie das 10-für-10-Prinzip und kennen Sie Ihre eigenen Grenzen?

Literatur

Barrett J et al (2001) Enhancing patient safety through teamwork training. https://ipe.umn.edu/sites/health1.umn.edu/files/2021-08/jhrm.5600210410.pdf

Clayton HA (2000) SOCRATES on Pain Assessment. MedSurg Nursing Retrieved 2008-03-31

D'Amelio R, Archonti C, Falkai P et al (2006) Psychologische Konzepte und Möglichkeiten der Krisenintervention in der Notfallmedizin. Notfall Rettungsmed 9:194–204

Dietz-Wittstock M, Kegel A (2022) Versorgung von Schwerverletzten im Schockraum. Kursbuch für Pflegekräfte. Springer, Heidelberg

Flin R. Maran N (2015) Basic concepts for crew resource management and non-technical skill. Best Pract Res Clin Anaesthesiol 29:27–29

GRC (2021) Reanimation 2021 – Leitlinien kompakt. Ulm

Gräff I, Ehlers P, Schacher S (2023) SINNHAFT- die Merkhilfe für die standardisierte Übergabe in der zentralen Notaufnahme. In: Notfall- und Rettungsmedizin Juni 2023

Happel O, Papenfuß T, Kranke P (2010) Schockraummanagement. Anästhesiol Intensivmed Notfallmed Schmerzther 45:408–414

Hofinger G (2018) Human Factors für Simulatortrainings. In: St.Pierre, Breuer, G (Hrsg) Simulation in der Medizin. 2. Aufl. Springer, Heidelberg

Hötger A et al (2019) In Notfallsituationen sicher handeln. In: Prodos Heft 44. Grundlagen der Aus-, Fort- und Weiterbildung. Prodos Verlag, Brake

INM (2004) Machbarkeitsstudie zur Umsetzung der sog. Public Access Defibrillation (PAD) in Bayern. Institut für Notfallmedizin und Medizinmanagament (INM): Klinikum der Universität München. Abrufbar unter: https://www.aerzteblatt.de/archiv/225338/Oeffentlich-zugaengliche-Defibrillatoren-und-soziooekonomische-Faktoren-auf-kleinraeumiger-Ebene-in-Berlin Letzter Zugegriffen: 18 Juli 2024

Kersten C et al (2021) Crew resource management im Schockraum. Med Klein Intensivmed Notmed 116:337–388

Koch T et al (2019) Medizinische Einsatzteams. Prävention und optimierte Versorgung innerklinischer Notfälle, Scoringsysteme, Fallbeispiele. Springer. Heidelberg.

Lauterbach A (2008) Was wir bislang zu sagen hatten – Quantitative und Qualitative Inhaltsanalyse von Veröffentlichungen am Beispiel Dienstübergaben. Pflegewissenschaft 6:337–349

Mauer M, Weber F (2016) Nicht traumatische Hirnblutungen – darauf kommt es präklinisch an. retten! 1: 44–51

Maxfield DG et al (2013) Confronting safty gaps across labor and delivery teams. https://www.ajog.org/article/S0002-9378(13)00745-X/fulltext

Meyer O et al (2016) Grundlagen für ein fundiertes Simulationskonzept. Der Anästhesist 65:943–950

Morey JC et al (2002) Error reduction and performance improvement in the emergency department through formal teamwork training. https://www.ncbi.nlm.nih.gov/pmc/articles/PMC1464040/

Parthum A, Weinzierl A (2004) Analyse von Informationsverlusten bei mündlichen Patientenübergaben – eine Politstudie. Intensiv 12:81–86. Georg Thieme Verlag. Stuttgart

Perkins GD, Handley AJ, Koster RW et al (2015) Basismaßnahmen zur Wiederbelebung Erwachsener und Verwendung automatisierter Defibrillatoren Kapitel 2 der Leitlinien zur Reanimation 2015 des ERC. Notfall & Rettungsmed 8:748–769

Rall M (2012) Simulation in der notärztlichen Weiterbildung. Notfall Rettungsmed 15:198–206

Rall M (2013) Human factors und CRM. In: St.Pierre M, Breuer G (Hrsg) Simulation in der Medizin. Springer, Heidelberg

Rall M, Langewand S (2023) Crew Resource Management für Führungskräfte im Gesundheitswesen. Springer, Heidelberg

Risser DT, Rice MM, Salisbury ML et al (1999) The potential for improved teamwork to reduce medical errors in the emergency department. https://www.researchgate.net/profile/Robert-Simon/publication/229057332_The_Potential_for_Improved_Teamwork_to_Reduce_Medical_Errors_in_the_Emergency_Department/links/59dbb7190f7e9b1460fc2502/The-Potential-for-Improved-Teamwork-to-Reduce-Medical-Errors-in-the-Emergency-Department.pdf

Schmid B, Sauer F, Busch, HJ (2022) Präklinische Einschätzung am Einsatzort. Bundesgesundheitsblatt 65:979–986

SimNat Pflege e.V. (Hrsg) (2022) Leitlinie Simulation als Lehr-Lernmethode. Fulda

Soar J, Nolan JP, Böttiger BW et al (2015) Erweiterte Reanimationsmaßnahmen für Erwachsene. Kapitel 3 der Leitlinien zur Reanimation 2015 des ERC. Notfall & Rettungsmedizin 8:770–832

Steinacker AC et al (2022) Simulationsszenarien für Aus- und Weiterbildung in der Pflege. Springer, Heidelberg

St.Pierre M, Hofinger G, Buerscharper C (2011) Notfallmanagement. Human Faktors in der Akutmedizin. 2. Aufl. Springer, Heidelberg

St. Pierre M, Hofinger G (2020) Human factors und Patientensicherheit in der Akutmedizin. 4. Aufl. Springer, Heidelberg

Sternberg J (2021) Herz-Kreislauf-Stillstand: Grüne fordern Defibrillatoren in allen Zügen. Verfügbar unter https://www.rnd.de/politik/deutsche-bahn-gruene-fordern-defibrillatoren-in-allen-zuegen-6VYDT-BJVSBAPZOWQUUOZI3L4AU.html#:~:text=Von%20gro%C3%9Fer%20Hilfe%20sind%20daf%C3%BCr,Deutschland%20hinkt%20hinterher. Zugegriffen: 4 Jan 2024

Vetter B, Gasch B, Padosch SA (2015) Medizinisches Handeln in komplexen Notfallsituationen. Der Anästhesist 64: 298–303

Stichwortverzeichnis

© Der/die Herausgeber bzw. der/die Autor(en), exklusiv lizenziert an Springer-Verlag GmbH, DE, ein Teil von Springer Nature 2024
J. Weißgerber und U. Hecker, *Notfallkommando – Kommunikation im Notfall,* Top im Gesundheitsjob,
https://doi.org/10.1007/978-3-662-69092-5

9 783662 690918